幸せ運ぶコーヒータイム

～医者が語るちょっといい話～

神経内科医　医学博士
米山公啓

まえがき

「健康でいたい」というのは、誰しもの願いである。私も医療に関わり、皆が健康であることを願い、努力してきたつもりだ。

ところが、多くの患者さんは、「薬は飲みたくない」「できれば食べ物でなんとかしたい」と考えている。なかには、「お薬と食べ物は違いますから」と言っても、「薬だけは飲みたくない、飲むと負けた気がする」と妙な表現をする患者さんもいる。

私など「負けてもいいから薬を飲みなさい」とまで言ってしまうが、それくらい、まだまだ薬に対して抵抗感はあるし、実際に薬を飲む側になってみれば、きちんと飲んでいくのは、大変であるし、やはり食べ物でなんとかしたいと思うのは当然のことだろう。

私は健康に関するさまざまな本を書いてきたが、ここ数年、コーヒーと健康のことを調べてきて、コーヒーに関して否定的なデータがほとんどないことに気がついた。

日本の疫学調査でもコーヒーを飲む習慣があると肝臓がんが少ないことがわかってきた。ほかにもコーヒーを飲むメリットはたくさんある。

それを本書では解説していく。同時に私のコーヒーに関しての記憶やら、思い出をエッセイにしてみた。

むろんとんでもない飛躍になっているところもあるが、久しぶりの書き下ろしのエッセイを楽しんでいただければと思う。

CONTENTS

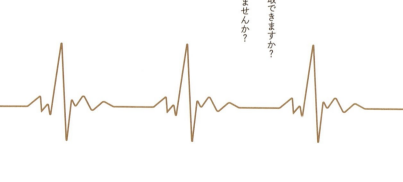

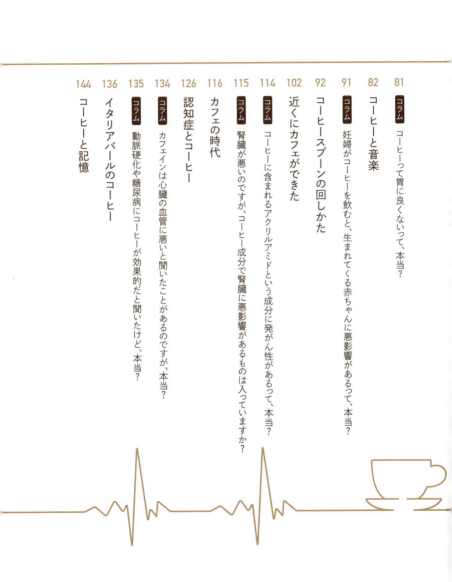

1

なぜ犬はコーヒーを飲まないか

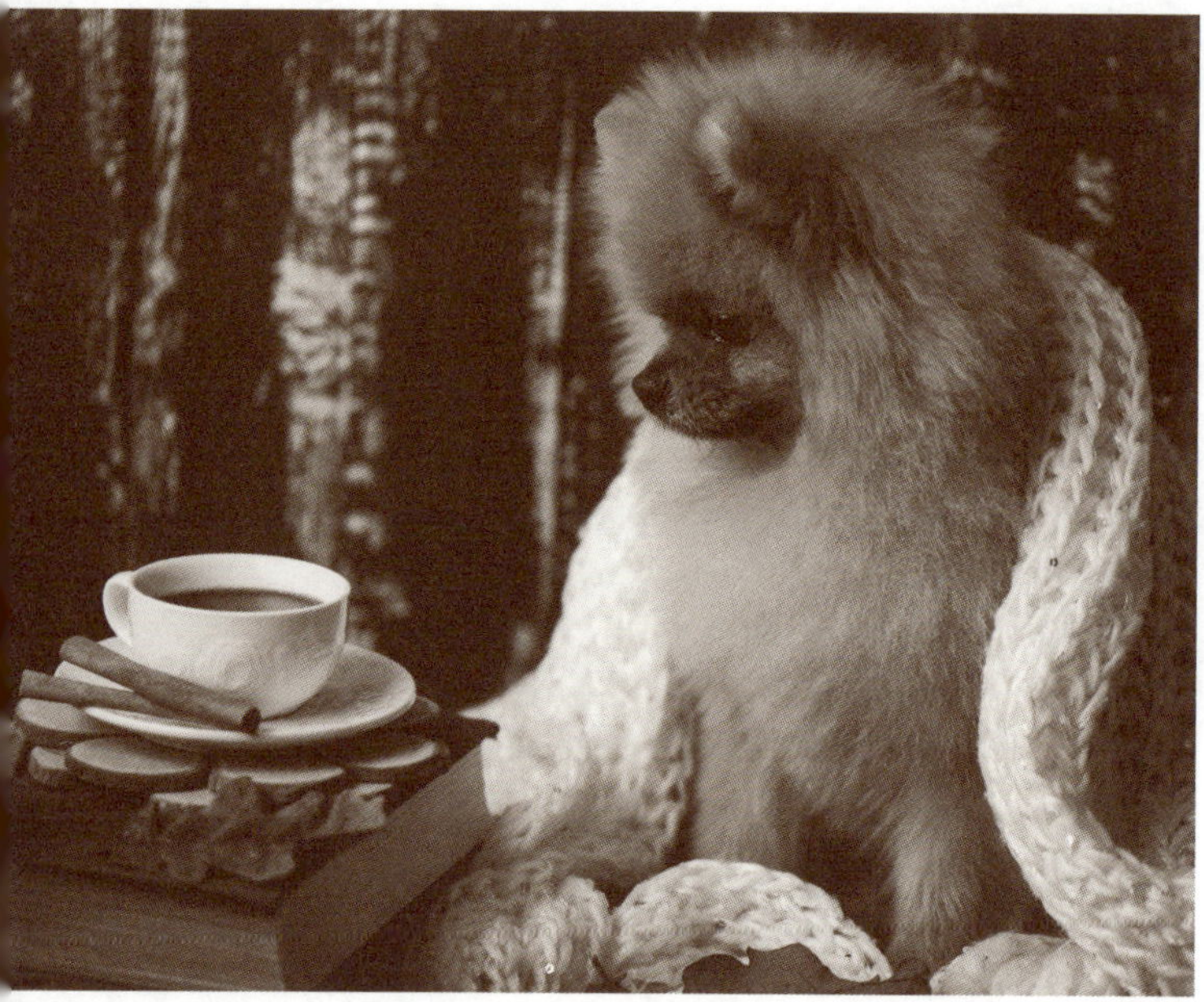

「犬はコーヒーを飲まない……」

そんなことは分らない、飲ませれば飲むかもしれない。

実際にはそんなことはしないから、一般的に犬はコーヒーを飲まない、と思われている。

だが私の関心はそのことではなく、犬には人間のようにタバコを吸って休憩とか、お茶を飲んで、ちょっと一息とかはない、ということである。人間だけがやたらに休憩する動物のように思う。

「先生は良いですね。何のストレスもなさそうで」

と患者さんから言われる。

馬鹿を言ってはいけない、ストレスがないように振る舞うのがプロの医者である。

「心乱れても、平静を保つのがプロの医者である」

と、かの偉大なる内科医のオスラー先生もおっしゃっている。だから、いつも明るく振る舞っているだけのことだ、と思っている。

だからなおのこと、私には休憩やストレス回避は必要になってくる。

まあ、その点、犬はどうしているのだろうかと思いながら、愛犬を眺めることがある。


私は柴犬を飼っている。名前は「たび君」。豆柴専門のブリーダーから貰ったのだが、豆柴にしては7kg少しあるので、いわゆる小柴と呼ばれる感じで一応顔は小さい。豆柴の子犬と売られていて、育てたら普通の柴犬の大きさになったというのはよく聞く話である。

このたび君の行動を観察していると、人間の行動のおかしさに気づかされる。

人間はやたらに心配性である。貯金をしないと心配、何かに備えてないと心配という感じである。

しかし、たび君はどうだろうか。丸裸で着る物は自分の毛だけ、貯金はない。それでも毎日平気で庭を走り回っている。あるいはへそ天井といわれる、仰向けで前足を幽霊の手のようにして寝転んでいる。そんなまったく無防備な姿を見ると、まあ、なんとも楽天的な性格だと思ってしまう。

食料の備蓄も、たまには庭におやつを少し埋めたりしているが、その程度の備蓄では1週間も生き延びられないが、一向に心配する様子もない。

将来を憂う様子もない犬の脳天気な振る舞いが、人間の気持ちを安心させてくれたり、癒やしてくれたりするのだろう。

しかし、実は犬にとって人間との生活は、いろいろなストレスが多いようだ。

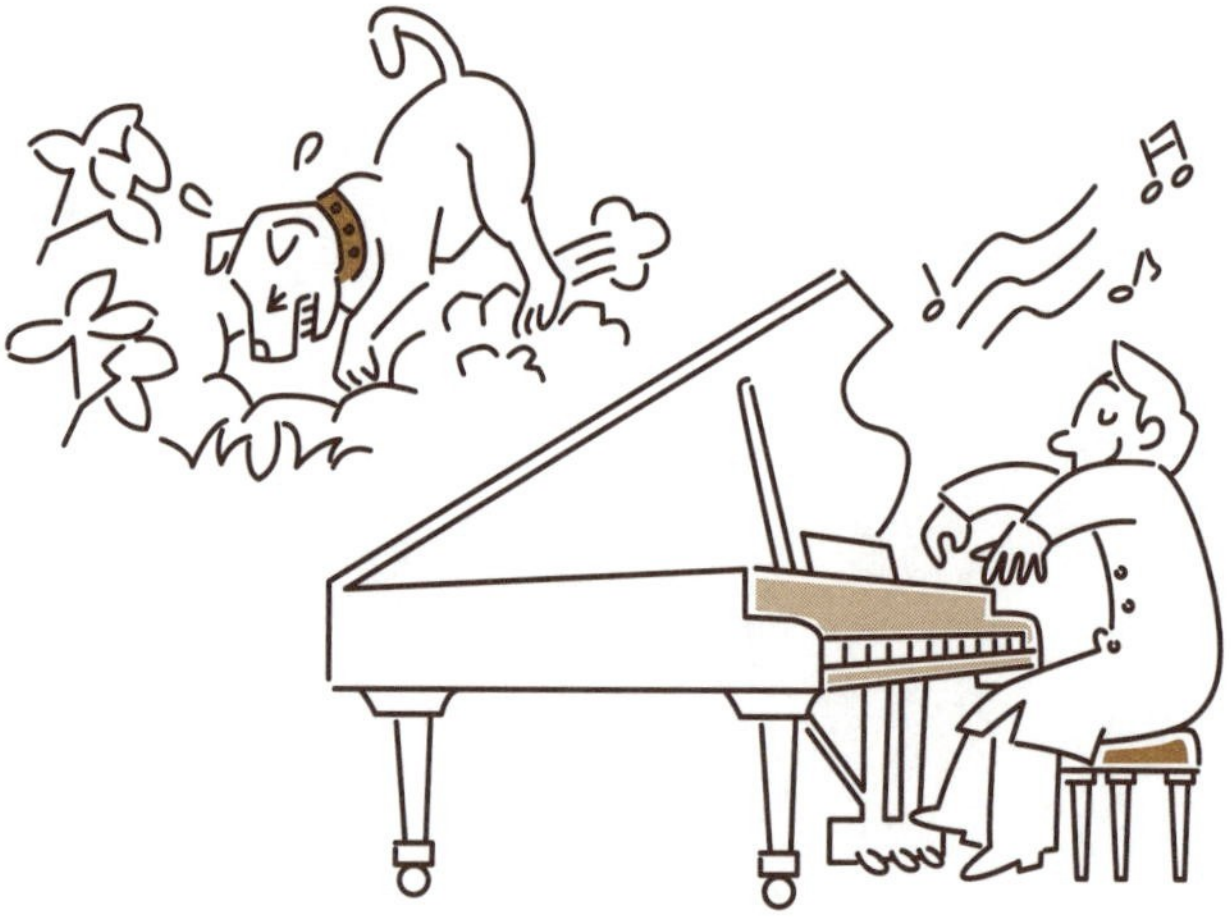

たび君の最大のストレスは音である。

私は今ログハウスに住んでいる。10年ほど前に建築基準が変わって、住宅地にもログハウスが建てられるようになった。耐震性や耐熱性が証明できたためのようだが、ログハウスに住みだして、グランドピアノを購入した。それもスタインウエイの中古のグランドピアノだ。

それをFacebookにアップしていたら、知り合いの音楽好きや、ピアニストから弾かせて欲しいと連絡がきて、じゃあ、いっそうのこと月に1回のミニコンサートをやればいいと思い、スタートさせた。文化事業というほどのものではないが、ライブをみんなで聴こうという意味だった。

まあそのコンサートは良かったのだが、グランドピアノの蓋をあけて、ピアニストが本気で弾くと結構大きな音がする。当たり前であるが、それまでは室内楽器だったピアノをオーケストラに負けない音を出すために、スタインウエイがグランドピアノを改良してきたのである。

そして、たび君はコンサートのたびに、庭の片隅に穴を掘って隠れたり、庭の塀に頭を突っ込んで脱走を図ったり大鳴きしたりと、毎回やらかしてくれるので、最近ではコンサートのときは、近くにある医院の2階に避難させている。

つまり犬にとってストレス回避は、その場から逃げるしかない。穴を掘って隠れるということも、その場から逃れる方法のひとつかもしれない。

何かほかの行動をおこしてストレスを回避することができないのだから、まあ可哀想なことだ。

コーヒー1杯の休憩で、仕事のストレスから多少なりとも解放できる人間は幸福なのかもしれない。

逆にいえば、コーヒーを味わうことによってストレス回避するのではなく、そこに至るまでにストレス回避をしておかないと、せっかくのコーヒーもおいしくないということだろう。

犬がコーヒーを飲まない理由は、コーヒーでストレス回避をしなくても、庭に穴を掘って騒いだり、思い切り畑の中を走ったりすることで、ストレス回避をしているからだろう。

つまり重要なことは自分なりのストレス回避の方法を持っていないと駄目ということ。

それができてこそコーヒーを飲んで味わう余裕ができ、本当の至福の時に至るわけだ。

2

コーヒー嫌いだった友人

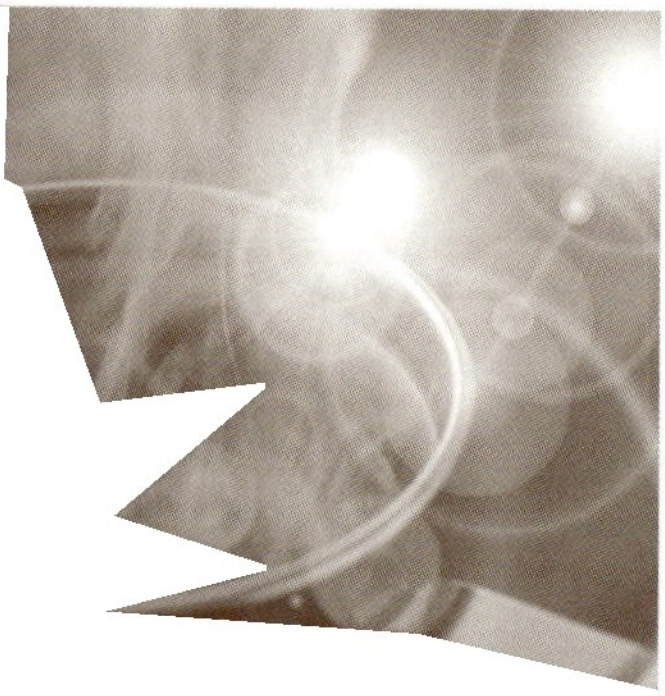

食べ物や飲み物が健康維持や病気の予防になれば、こんなに良いことはない。事実、テレビでは、圧倒的に健康と食べ物を特集にした番組や、サプリの通販番組が多い。

まあ、とにかく医者に行ってもできるだけ薬なんか飲みたくないというのが、人の心理であろう。なかには、外来に来ている患者さんに、「血圧の薬、飲まないと駄目ですね」と私が説得しても「薬を飲むと自分に負けたような気がするんです」とわけのわからないことを言う人がいる。「負けてもいいから薬は飲んだほうがいい」と私は言うのだが、「いや、また今度で」と言って帰って行く。

患者さんの「また今度」は「2度と来ない」である。政治家の「前向きに検討します」は「やりません」に等しく、さらに新居案内の「お時間があればお寄りください」は「絶対に来ては駄目です」と同じなのだ。

じゃあ、医者に来ているのはみな負け組なのか、ということになってしまうが、そこは追求しないでおく。

少なくともその抵抗勢力（？）の反対側にいる人たちとして、「先生の出してくれる薬なら、もう喜んで飲みます」、あるいは「先生のところの薬がよく効くので」と言う患者さんもいるわけだが……。

いずれにしても、医者にとっては営業的にも抵抗勢力（？）となる「できるだけ薬は飲みたくない」と言う人たちにとって、食べ物でなんとか健康になりたいという欲求は非常に強いものだ。

それにもう1つ、腰痛やめまい、耳鳴りといった症状は、いまだに特効薬がない。西洋医学が非常に無力なところであり、そういったところに食によって健康になるというコンセプトは響いてしまうし、救いを求めるのだろう。

確かに食と健康が結びついているものがいくつかあり、疫学的な調査でもそこそこの信頼度がある。疫学的にそこそこの信頼度というところが、非常に重要な意味がある。医学上の真実は何かという非常に大きな問題である。それだけで1冊本が書けてしまうぐらいであるが（実は拙著に『医学は科学ではない』ちくま新書がある）、医学統計は信頼度というものがあり、7段階くらいに分かれている。

一番信頼度が高いのは何万人もの人を対象にした「大規模調査」と呼ばれるもの。一番信用できないのが医者の個人的な意見。これは特にテレビの健康番組などに出ている、とんでもないような発言（つまりテレビ受けの良い発言）をするケースだ。「脳卒中の予防にはこの食材」といったわかりやすさが、視聴者に響きやすく、「統計学的には信頼度は低いですが、こういう報告もあります」とまじめに答えてしまう私のような医者がテレビ向きではないということだ。

そんな食品と健康の関係で、コーヒーがいろいろな病気の予防につながっているという疫学調査が非常に多いことに気がついた。そもそも、この本を出そうと思ったのも、コーヒーがあまりに健康に良いというデータが多かったためだ。

国立がん研究センターの報告によれば、コーヒーをよく飲んでいる人は、肝臓がんの発生率が低いという。10年間の追跡調査であるから、疫学的にはある程度の信頼度がある。

ただし、慢性肝炎や肝硬変などのように肝機能が悪いとカフェインを代謝する機能が障害され、コーヒーを飲めなくなるから「コーヒーをよく飲む人」のなかに、肝炎や肝硬変の人がそもそも含まれていない、という指摘もある。

少なくとも、肝炎ウイルス感染が肝臓がんの大きな原因なので、肝炎ウイルス感染のない人がコーヒーをたくさん飲むことで、肝臓がんのリスクが下

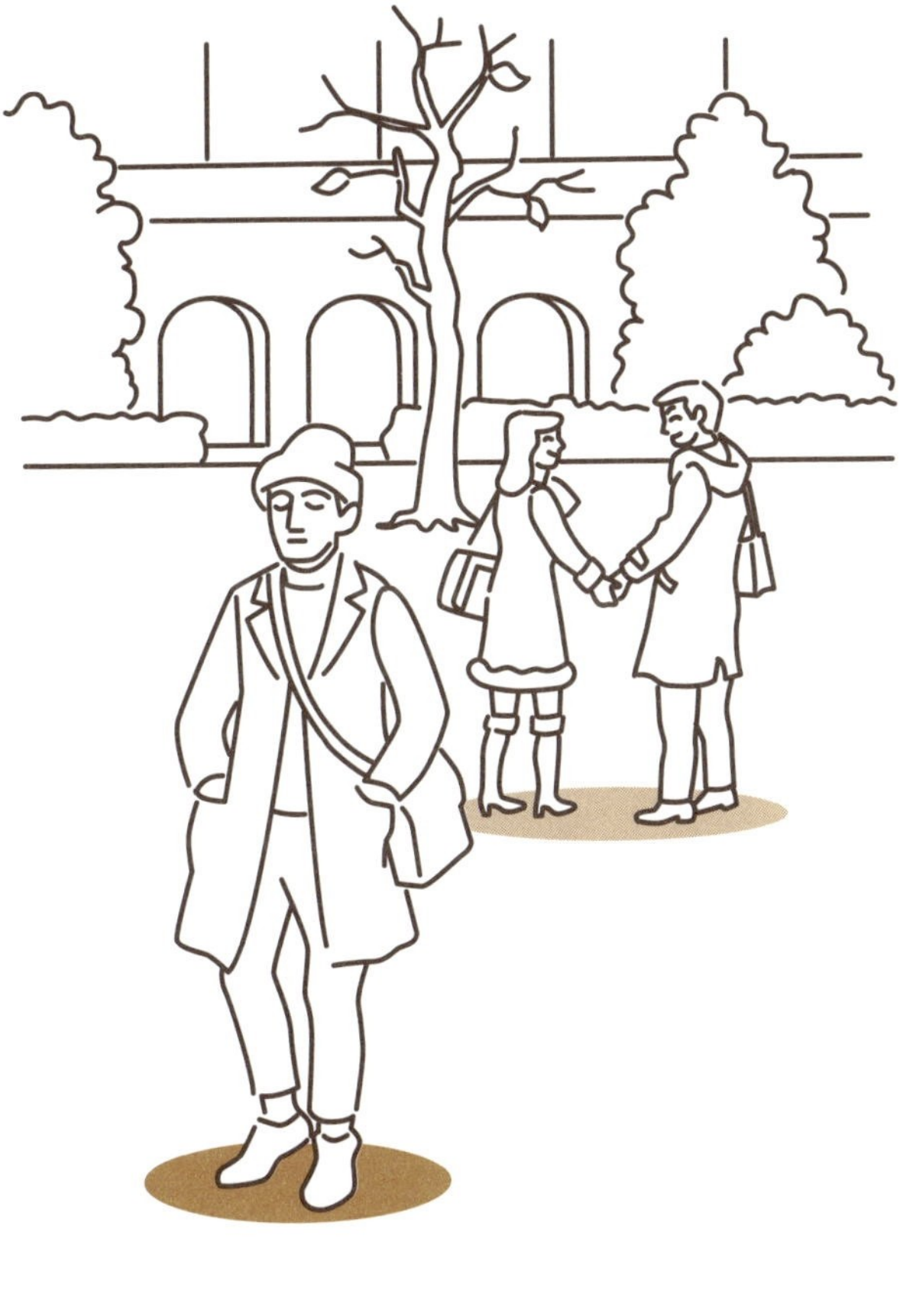

がるということはないと思われていた。しかし、別の調査で肝炎ウイルスの感染があってもなくても、コーヒーを飲むことで、肝臓がんの発生率が抑えられると報告されている。

私の親友が、肝臓がんで亡くなった。まだ早すぎる死だった。彼は、酒がかなり好きだったし、タバコも吸っていた。ただ、それ以外は健康的で地域の仕事でもかなり重要な役目をして、人の世話をするのも好きだった。

中学時代、私が生徒会長に立候補したとき、彼は応援演説をしてくれた。対抗する候補者の応援演説はギャグ満載だったが、彼の応援演説はまじめそのもので、それが原因で落ちたといわれたほど。まあ、それくらいまじめな男だった。

彼はコーヒーが好きではなく、たぶんほとんど飲まない生活習慣だった。

今となれば、もう少しコーヒーを飲んでいれば、違った結果だったかもしれない。

そこには科学とか医学の正しさではない何かが存在する。人は医学に頼りたくないところと、いざとなれば医学的に依存する部分を持ち、実は上手く使い分けているように思える。

だから、私もいまだに、彼がコーヒー好きだったらどうだったのだろうかと思っている。

3

学生時代の喫茶店

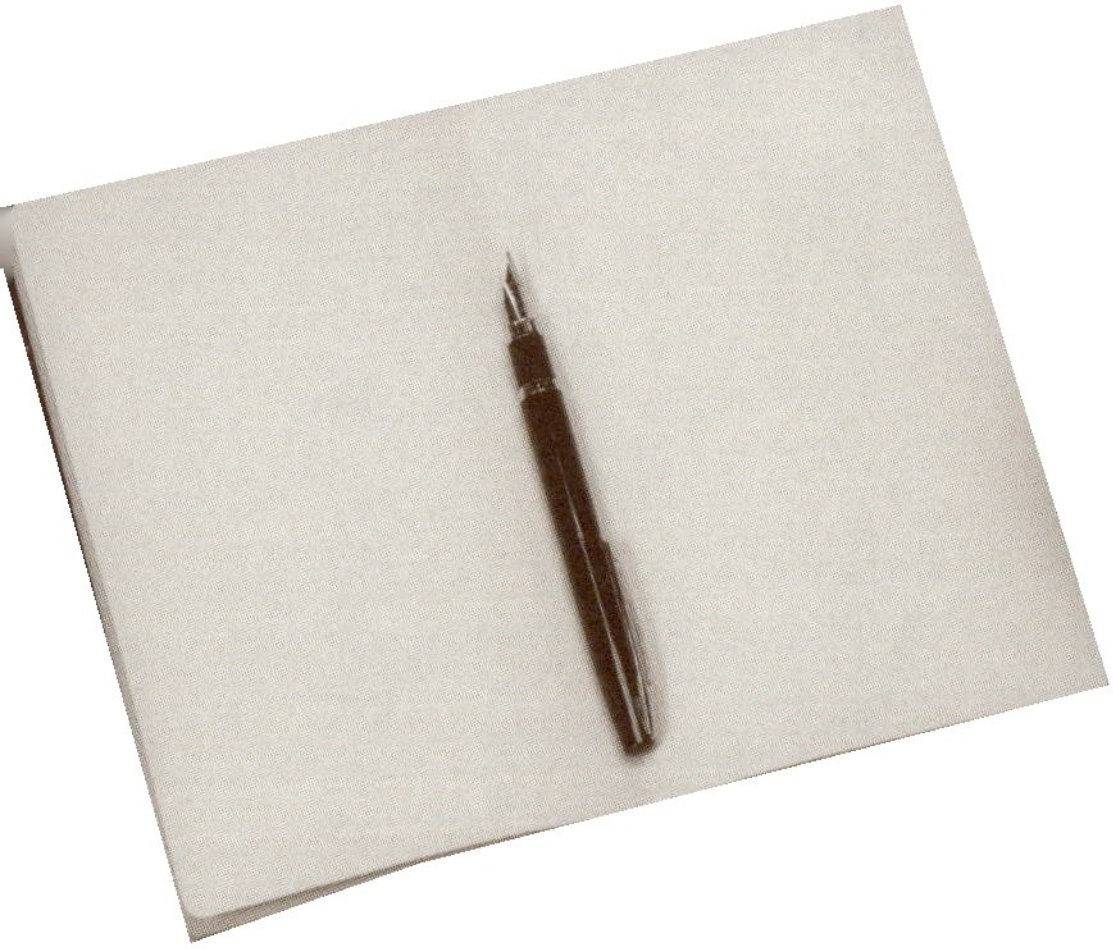

高校時代、ＪＲ中央線の立川駅まで電車で通っていた。立川駅までは20分で到着していたから、通学はそれほど大変ではなかった。立川駅の南口は、いまでこそ綺麗になったが、50年前当時は、ごちゃごちゃしたところで、駅を出てすぐにパチンコ屋の入り口があり、そこを通り抜けて高校へ行くというある意味、非常に恵まれた（？）環境だった。

私が入学した都立立川高校では、入学してすぐに出身中学校別に新入生の歓迎会があった。高校時代は1年学年が違えば、大人と子供の差があったように思ったものだ。その歓迎会は地元の福生《ふっさ》中学から立川高校へ行った10数名が集まり、喫茶店で行われた。

中学生のときは喫茶店などというところに入ったこともなく、そういうところは不良が行く場所ということになっていた。

お医者さんの息子という、恵まれた環境にいた私としては、そういう不良の行く場に、自分が行くことなど想像もできなかった。中学校時代から、そういうところに入り浸っていた奴もいたが、私はごく真面目な中学生で世間知らずもいいところだった。純文学が好きで、『第三の新人』と呼ばれる芥川賞受賞作家の小説を結構読んでいた。

それが高校生になって、急に喫茶店である。いやー、急に大人になった気分である。諸先輩はもちろんコーヒーを慣れた仕草で注文する。今であればスタバで、「キャラメルマキアートをトールで」とか言うわけだけど、昔は「ブラックね」と言うだけで、もうすっかり大人の世界、青春時代の始まりだった。『若い人』『青い山脈』『陽のあたる坂道』などを執筆した小説家、石坂洋次郎の世界を彷彿とさせ、未知の世界に足を踏み入れる、ドキドキの感覚だったのだ。

ほかの新入生も頼みかたがわからないので「同じで」とまあ、主張のない態度であった。私はメニューをしばらく見ていて、「バナナパフェ」と言った。その声を聞いて、周囲の諸先輩方は、「こいつ何を考えているんだろう」という目で見た。

なんといわれようと、食べたいものを食べたいときに食べる。それは今でもあまり変わらないが、このころから周囲の場を考えることなく、発言していたことは確かだ。

実はこの「バナナパフェください」は私の人生を大きく変えたような気がする。他人と違うことをやると注目を浴びる、意外性のあることはウケるなど、人を楽しませる気でバナナパフェを注文したわけではないのに、他人の反応が非常に面白かった。

高校の先輩方には、すぐに「バナナ男」として覚えられてしまったが、おかげさまで、3年生の女子学生と交際が始まってしまったということもあった。

目立つことがどうも私の信条となっていった。オヤジなどは当時、「そうやって目立とうとするのは実力のない証拠だ」と言ったが、実力がないからこそ、目立つしかないわけで、そんなオヤジの言葉など気にならなかった。お笑い芸人が若いころから他人に冗談をやってウケることが楽しくて、そのまま、芸人になったという話をよく聞くが、まさにそんな感じであった。

私の第一印象は顔が怖いということになっているので、それを打ち破るためにも、相手の予測できないことをすることが印象を良くすることだと思っていた。そんなキャラで高校、大学時代を過ごした。

医者になって医局に入ると、医局旅行というものがあり、若い医者たちがいろいろな芸を披露するのが伝統となっていた。むろん歌を歌うなどがよくある芸なのだが、ここではそんなものは芸とはいわせない！　通用しないのだ。オリジナルの芸をいろいろ考え、自分でやったり後輩にやらせたりして

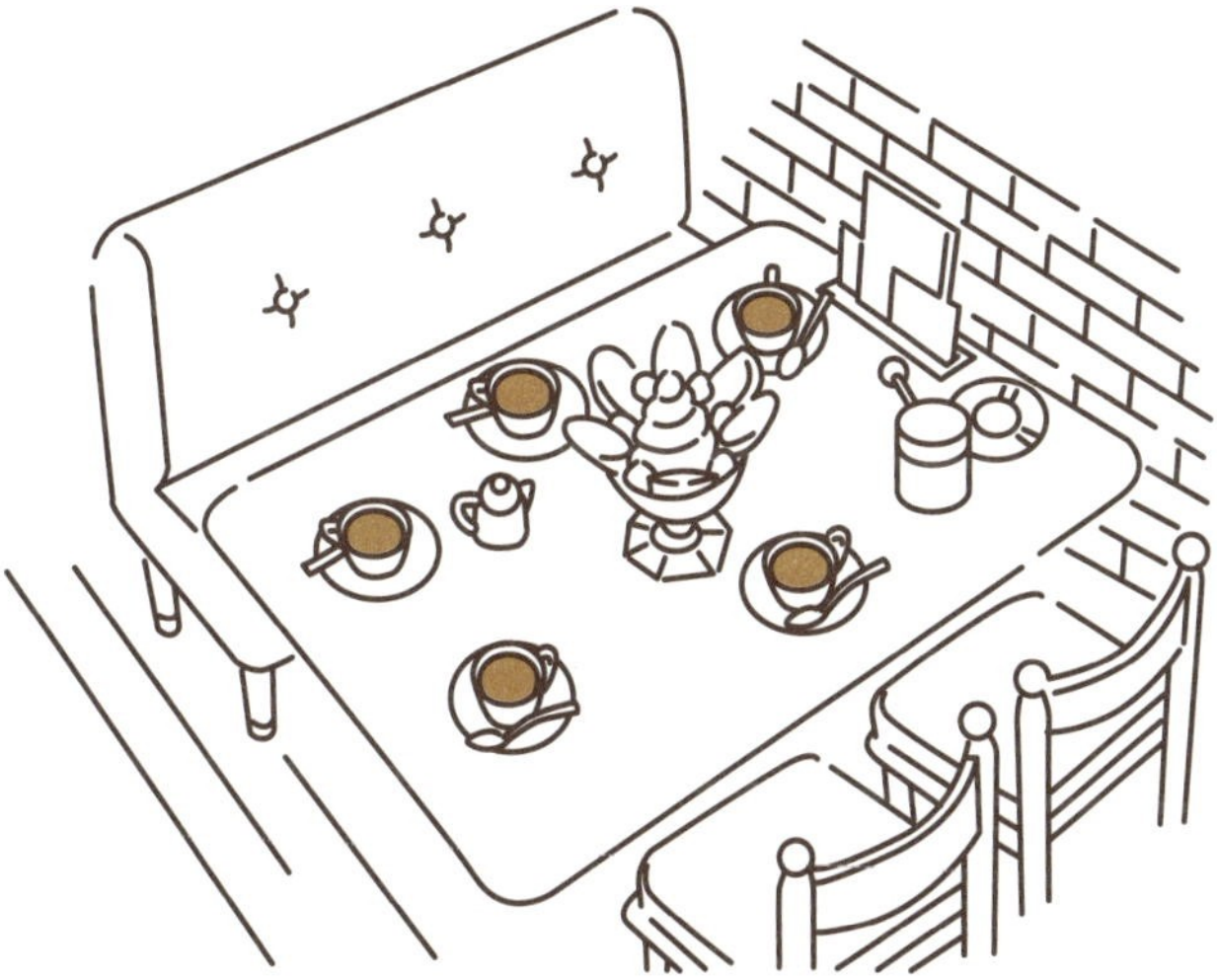

いた。いずれにしても、そこでいかにウケる芸をやるかがもっとも重要なことだった。

私は今思うとバナナパフェの延長上のような気がするが、学会発表風にプレゼンテーションをして、キャベツの輪切りを脳の病理所見といったり、全身を緑色に塗り、教授の銅像となって教授に除幕式をさせたり、数限りない出し物を毎年考えていた。そんなことを毎年やっていると、次第に自分は天才ではないかと思うようになった。

こんなすばらしいギャグを考える能力をもっと活かす方法があるのではないかと思ったが、それは現代医学では活かすことのできない才能であった。

意外性のあるオリジナリティ溢れる仕事をしたいと、医学研究でもそんな視点でやっていたのだが、主任教授はそんなことには興味がないようで、ほかと同じような研究をやらないと駄目のようだった。

だから、私は自己完結できる作家になることにしたのだ。これは本当の話。

喫茶店でしぶい顔をして、コーヒーのうんちくを語っているより、もっと創造性のある世界で活躍したい、そんなことを思っていたら、とても医局にはいられなくなったということだった。

その後、医療エッセイを書きまくり、かなり売れた時期があった。何の賞も取っていないのに、よくあんなに本を出すことができたものだと、いまさら驚くばかり。

学生時代、喫茶店でバナナパフェを注文したことこそ、私の原点だと思う。

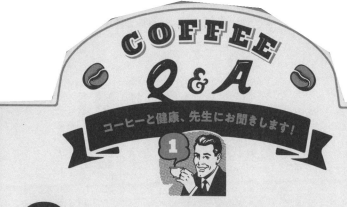

COFFEE Q&A

コーヒーと健康、先生にお聞きします！

1

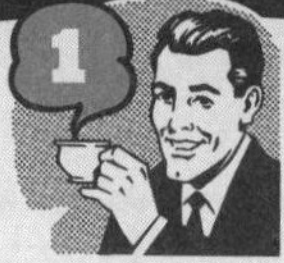

Q ポリフェノールが身体に良いと聞きますが、コーヒーだけでも十分摂取できますか？

A

人間がエネルギーを作り出すときに、過酸化物質という細胞毒がつくられますが、その細胞毒などの有害物質を無害な物質に変えるのがポリフェノールです。

ポリフェノールは植物が作り出す物質で、8000種類以上もあります。植物では葉を紫外線による酸化ダメージから防ぐために働いています。そして私たちは、実にたくさんの食材からポリフェノールを摂っているのです。

有名なものは赤ワインやココアですが、お茶のカテキンにもポリフェノールは含まれています。さらにブルーベリーのアントシアニン、カレーのクルクミン、チョコレートのカカオにもポリフェノールが含まれています。。

そしてコーヒーにも、赤ワインにと同じくらい多くのポリフェノールが含まれているのです。

しかし、だからといって、コーヒーだけでポリフェノールを摂取するのではなく、様々な種類のポリフェノールを摂ったほうが身体には良いので、バランス良くいろいろな食材から摂るようにしましょう。

出典：Fukushima Y et al. J Agric Food Chem 2009; 57: 1253-1259

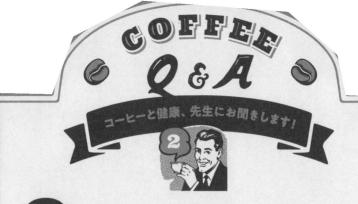

COFFEE Q&A

コーヒーと健康、先生にお聞きします!

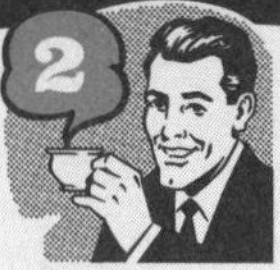

Q　コーヒー好きなのですが、1日に何杯までなら、身体に悪影響がありませんか?

A　1日何杯までなら良いかということは、1日にどれくらいまでカフェインを摂って良いかということです。

欧州食品安全機関(EFSA)は、成人の1日のカフェイン摂取量の最大値を400mgとしています。コーヒー1杯(150mL)にカフェインは80mg含まれるので、5杯でカフェインの最大摂取量になります。それ以上のカフェインの摂取は、痺れ、不整脈など、高カリウム血症の症状を誘発するとしています。

同様に2015年の「米国食事ガイドライン」作成諮問委員会の見解では、カフェインの摂取が1日400mg(3~5杯)相当のコーヒー摂取であれば、心血管疾患やがんなどの主要な慢性疾患、早死のリスク上昇などに関連しないと報告されています。

これらからは、1日に飲むコーヒーの量は、5杯くらいまでが許容量と考えてください。

出典:Caffeine:EFAS eatimates safe intakes(2015)

4

コーヒーと医学

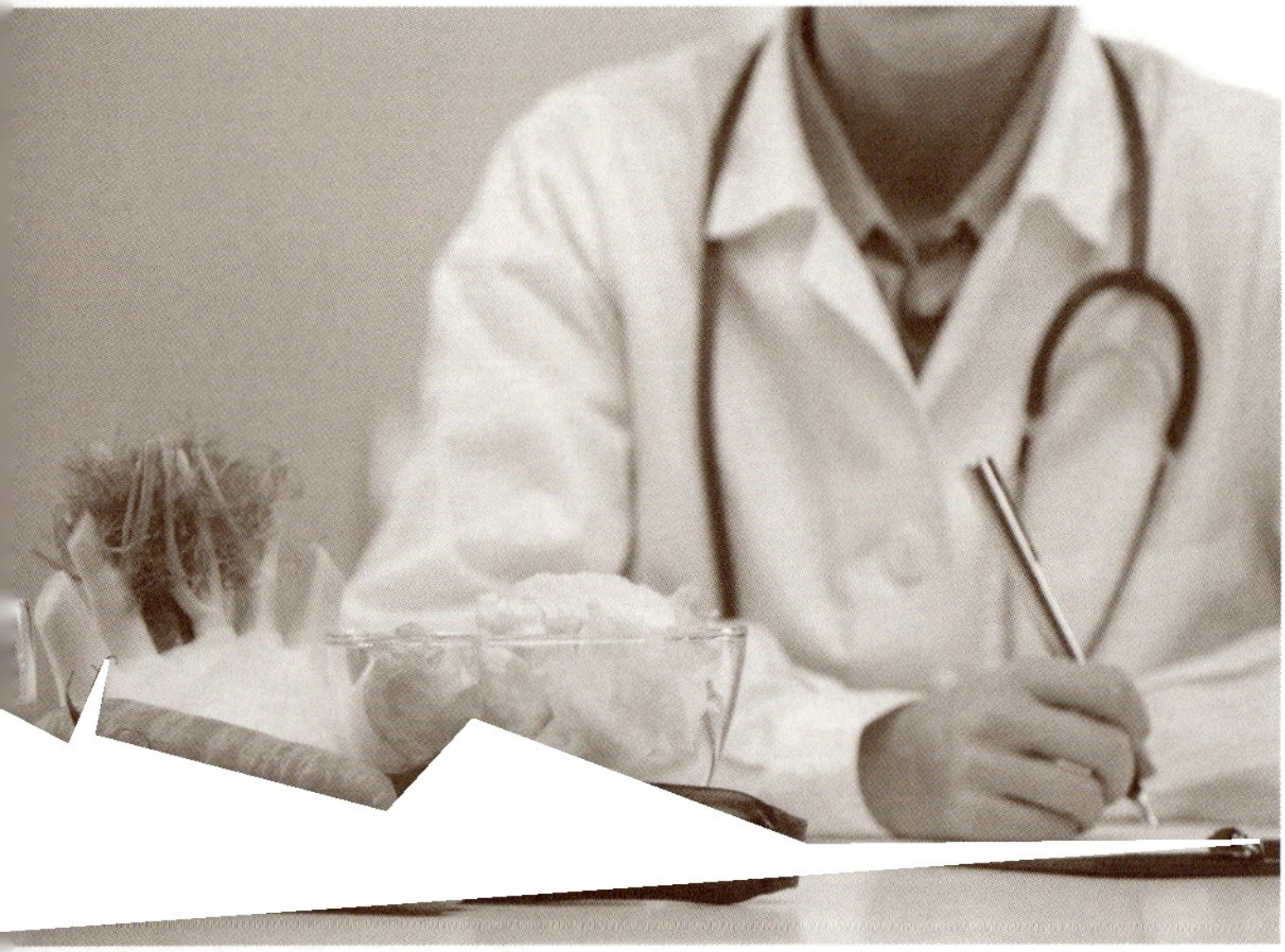

これを食べれば病気にならないとか、認知症の予防にはこれが良いとか、テレビの健康番組は懲りずにやり続けている。医者から薬を処方してもらうより、食べ物で病気の予防をしたいというのは、人間の本能ともいえそうだ。そんな根源的な欲求があるからこそ、「先生、何を食べれば良いんですか？」とよく訊かれる。

基本的に医者は栄養学を知らないので、「いろんなものをバランスよく食べてね」とまったく答えになっていない返事をすることが多い。そんな曖昧なことしか言わない医者には患者さんが来なくなってしまうもの。逆にテレビに出ている医者は「認知症の予防には○○が良いですよ」などと言い切ってしまうので、断然人気が出て、視聴率が上がり、その食材はスーパーの店頭から消えてしまうという具合だ。しかし、冷静に考えて欲しい。食事と病気の関係は実は非常に難しいのだ。

明治時代、海軍軍医の高木兼寛は脚気の患者数と食習慣に関連があることを発見し、脚気は食事のタンパク不足（実際にはビタミンB_1欠乏）が原因だから、洋食を食べれば良いと主張して脚気の予防に成功する。一方、陸軍軍医の森鴎外は、細菌説を支持して、玄米ではなく白米を陸軍に食べさせたことにより、脚気による大量の死者を出した。今でこそ、そんな簡単なことには気がつきそうだと思うが、当時は、食べ物と病気の関係をうまく証明していくことが難しかった。

人間の身体のなかで作れないビタミンCが足りないとビタミン欠乏症になり、出血しやすくなる。食事が十分に食べられない、栄養が十分に摂れない時代ではそうだった。しかし、現代の食生活は多様性があり、ビタミン不足になるとか、栄養素が足りないとか、そういうことにはまずならない。栄養素ではなく積極的にこの食材を食べれば、この病気の予防になるといったことになっていく。

欠乏症は病気としてわかりやすいが、特定の病気を予防する食事となると、そう簡単にはいかない。医学的な統計でもっとも信頼できる大規模な調査をしないと、信頼度の高い疫学調査にはならないからだ。

たとえば、にんじんが認知症の予防に良いということを証明するのであれば、長い時間が必要だ。まず一方で5万人くらいの人を集め、その人たちに、にんじんを食べてもらう。同時期に他方でも同じだけの人を集め、その人たちには見かけ上や口当たりがにんじんとそっくりな食べ物を食べてもらう。その際、食べている人には本物のにんじんと偽物のにんじんがわからないようにして、5年間くらい食べ続けてもらう。その上で本物のにんじんを5年間食べ続けた人に認知症が少ないということが証明できれば、もっとも信頼度が高いというわけだ。

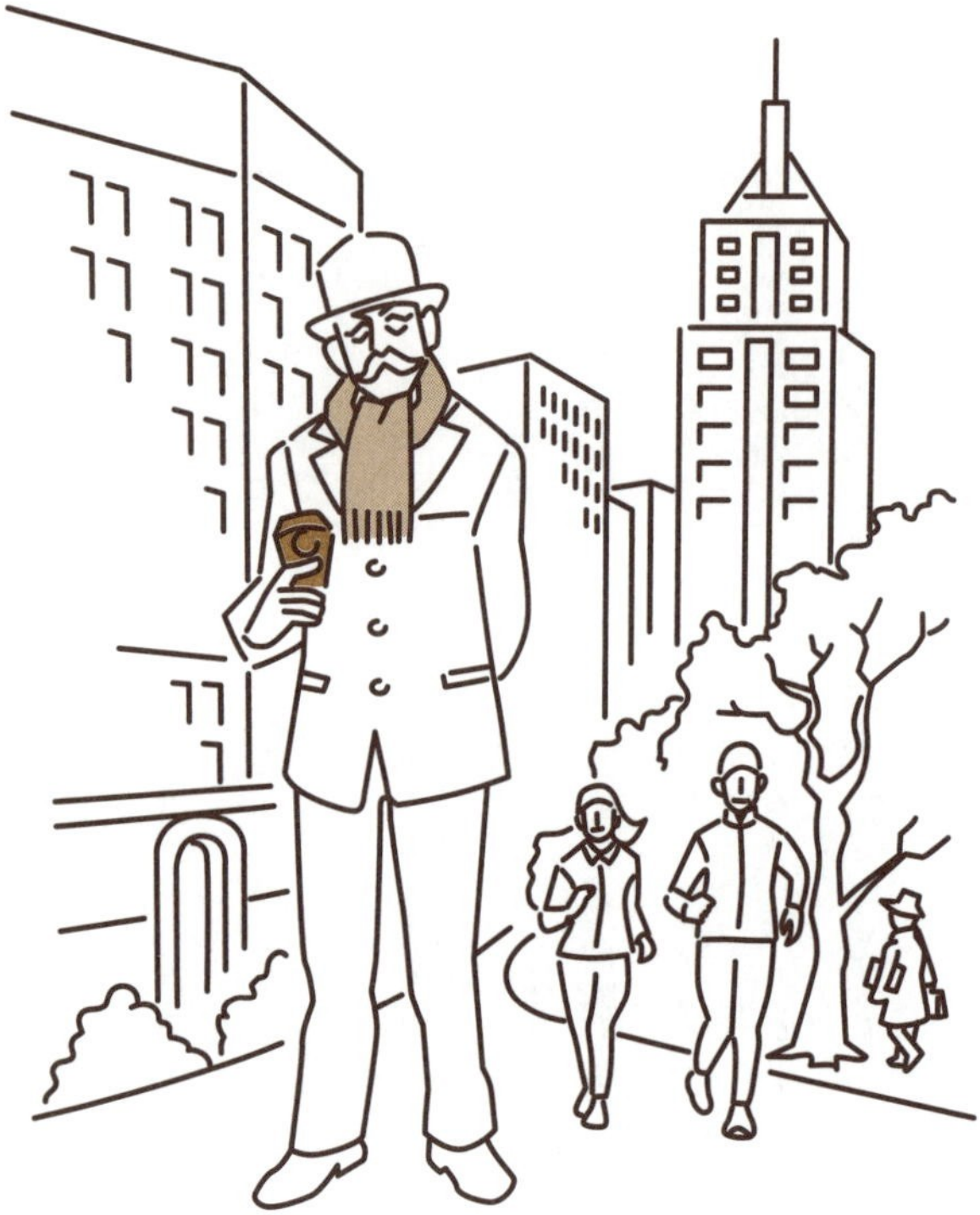

当然、ほかのものを食べてはいけないということになるので、そんな疫学調査はできない。だから食べ物で「○○は身体に良い」、「○○の予防になる」と研究調査をもって医学的に断言するのは非常に難しいのが本当のところだ。

ではコーヒーはどうなのか、ということになる。

たとえば、「コーヒー摂取と全死亡・主要死因死亡との関連について」という論文や、40～69歳の男女約9万人を約20年間追跡した調査結果がある。海外でもコーヒーと死亡の関連を調べた20の疫学調査の統合解析が行われている。

研究の結果からいえば、コーヒーを摂取する群において、全死亡リスク及び心疾患、脳血管疾患及び呼吸器疾患による死亡リスクが減少した。ただこういった調査も、研究開始時にコーヒーを飲む頻度に関する質問への回答から、「ほとんど飲まない」、「1日1杯未満」、「毎日1〜2杯」、「毎日3〜4杯」、「毎日5杯以上飲む」という5つの群に分けて、その後の全死亡及びがん、心疾患、脳血管疾患、呼吸器疾患、外因による死亡との関連を分析しているだけだ。どんな種類のコーヒーをどのように飲んでいるかなど、詳しい研究が始まってからコーヒーをどれくらい飲んでいたかということは検討されていない。というより、実際問題としてそこまでの調査ができない。だから調査開始時のアンケート結果がそのまま使われ、20年近くそのままコーヒーを飲んでいたという仮定になってしまう。

コーヒーを1日3〜4杯飲む人の死亡リスクは、まったく飲まない人に比べ24％低いとなっている。コーヒーの摂取量で死亡リスクの低下が見られる第1の理由としては、コーヒーに含まれるクロロゲン酸が血糖値を改善し、血圧を調整する効果、抗炎症作用が考えられる。第2には、コーヒーに含まれるカフェインが血管内皮の機能を改善する効果や気管支拡張作用もある。

しかし、がん死亡については有意な関連はなかった。

1日4杯までのコーヒーの摂取量が死亡リスクを低下させることは証明されている。本来薬と同じように考えるなら、コーヒーについてもコーヒーだけを飲む人、飲まない人のグループに分け、コーヒーを飲まないグループには、コーヒーの味はするが、コーヒーでないものを10年以上飲んでもらう調査をして比較すべきであろうが、そんなことはできない。

調査開始時のアンケート調査だけで、これだけの差がでていること自体がすごい。少なくとも、コーヒーを飲むことでのマイナス面はないといえるだろう。

ということで、「長生きしたければコーヒーを1日4杯飲みましょう」は決して間違いではない。

5

コーヒーのいれかたが変化した

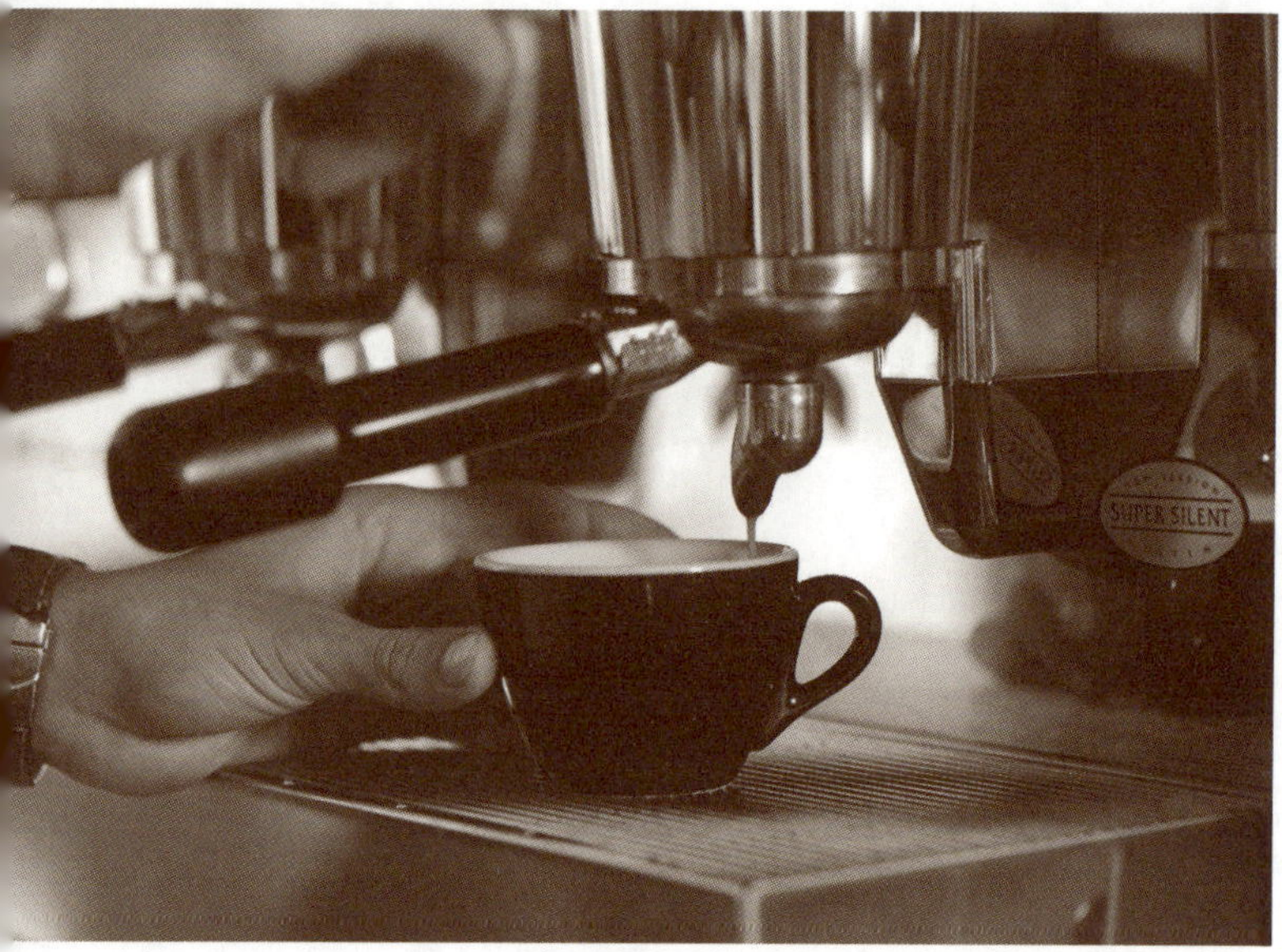

私は写真1枚で行動できてしまう人間だ。

意味不明に思うだろうが、たとえば旅行雑誌を見ていて、気に入った写真を見つけると、そこを目的地に出かけてしまうといったようなことである。以前、アマゾン川に行くのを決めたのは、格好良いリバークルーズの船の写真を1枚見たからだった。

モノも同様、写真を見て欲しくなると一気に行動を起こしてしまう。60歳を過ぎてから電子ピアノの練習を始めた私は、やはり本物のピアノじゃなければ駄目だと思い、ネットでスタインウエイの中古ピアノを見つけ出し結局購入してしまった。

同じようにある雑誌を見ていて、デザイン的に格好良いエスプレッソマシンを見つけた。そこのページには何も情報が書かれていない。写真にあった会社のマークからメーカーを見つけ出し、表参道にその店があることがわかり、店頭でそれを発見すると、持ち帰るのが重量挙げ状態なほど重いマシンだったが、それをうれしそうに持ち帰ってきた。

勢いで買ってしまったエスプレッソマシンはオシャレというだけでなく、圧倒的で感動的においしかった。

昔はコーヒーといえばインスタントコーヒーなので、粉にお湯を注ぐ、それ以上でも以下でもなかったが、コーヒー専門店に行けば、ネルドリップというような儀式的な作法でコーヒーをいれてくれて、やっぱり、粉にお湯を注ぐのとはずいぶん味が違った。

日本人にはネルドリップのいれかた名人がいて、わざわざ外国から会いに来るというから、コーヒーに対する情熱はどこの国でもすごいものだ。

さて、コーヒーのいれかただが、ドリップ、カフェプレス、サイフォン、エスプレッソ、ドリップもペーパーかネルか、ペーパーは穴の数によっても変わってくるなど、いろいろある。

さらにトルココーヒーのような飲みかたもある。トルココーヒーは粉と水を鍋で煮て、その上澄みを飲む。イスタンブールへ行くと、コーヒーのデリバリーが普通に行われている。蕎麦の出前のような感じで運んでいて、路上で待っている人に置いていったりもする。

最近ではさらに豆の挽きかたや焙煎方式がいろいろでてきた。家で使える焙煎機も売り出されている。豆の選択、焙煎方法、いれかたなどそれらをかけあわせればどれだけ飲みかたがあるのか想像もつかないが、そこがコーヒー道として面白いのだろう。

これほど飲みかたに種類のある飲み物もないのだろうが、人間はどうしてもコーヒーが飲みたかったのだろう。

日本茶は茶殻が出るのが欠点でもある。その点インスタントコーヒーは空

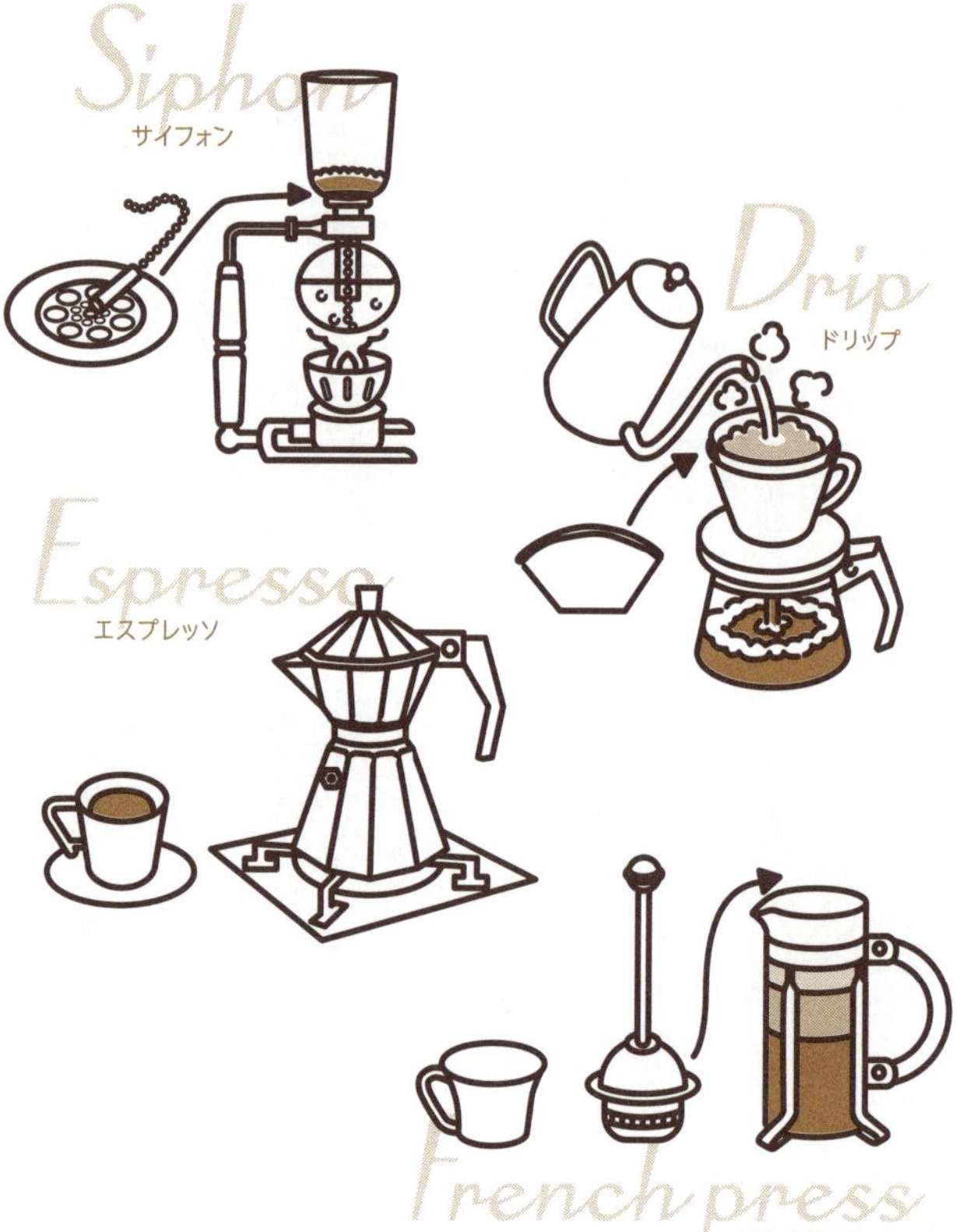
Siphon
サイフォン
Drip
ドリップ
Espresso
エスプレッソ
French press
カフェプレス

の瓶しかのこらないので潔い。袋に入ったインスタントの日本茶はいまひとつおいしくないので、なかなか一般的には使われない。

最近、日本茶を低速で臼を挽くようにして抹茶にする器械を購入した。粉茶であるから茶殻がまったく残らず経済的かつゴミの出ない生活である。エスプレッソマシンは残念ながら、コーヒーかすが出てくるので、時々捨てないとマシンが動かなくなる。

インスタントコーヒー以外に、豆ごと粉砕して、全部飲んでしまうような飲みかたかマシンができれば、コーヒーは飲みやすさでトップになるだろう。

それまではせっせとコーヒーかすを捨てるしかない。

6

鼻をつまんで
コーヒーを飲む

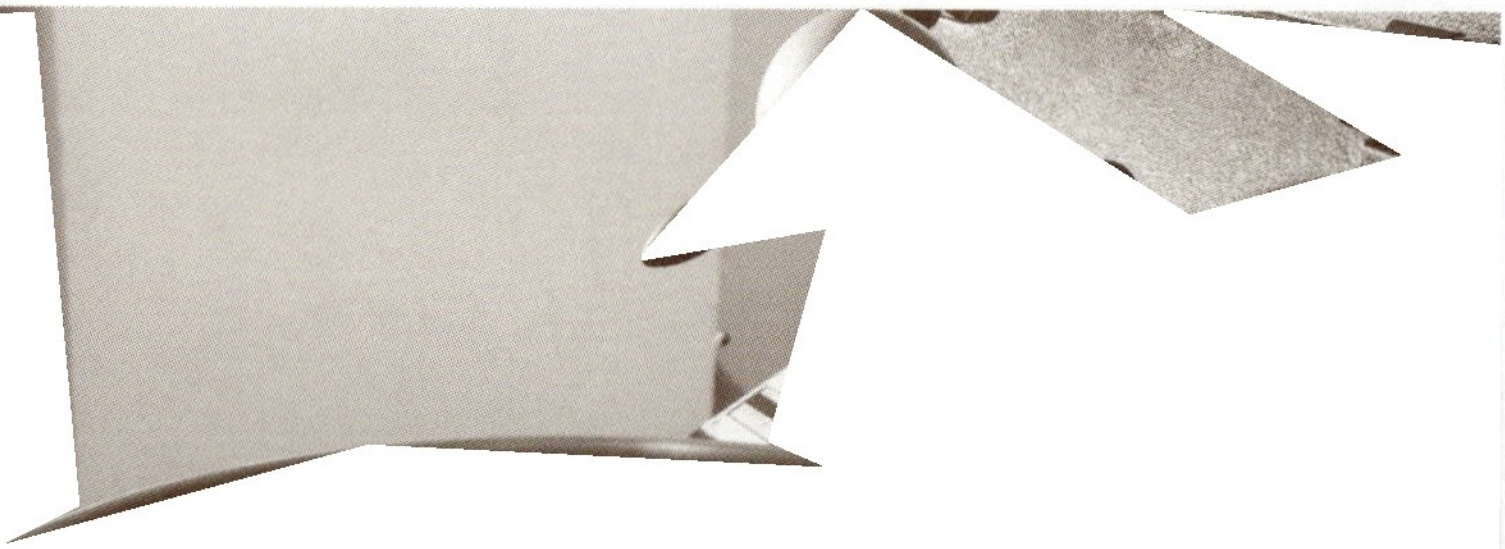

脳活性の本をいろいろ書いてくるといろいろな依頼が来る。

ある日、韓国のテレビ局から出演の依頼がきた。日本のテレビ番組には出演していたが、さすがに韓国からは初めてだった。

実は私の実用書のかなりの本が、韓国語に翻訳されているので、意外にも韓国では私は有名で（いえ、ほんとかどうかわかりませんが）、小説を含め20冊以上が韓国語で出版されている。

だから韓国から出演依頼が来ても、まあ、それほどびっくりすることでもなかった。

しかし、私に韓国語ができるわけもなく、どうしようかと思っていたら、日本語が堪能な韓国の番組制作会社のディレクターが「同時通訳でやるので、スタジオでは日本語でしゃべってくれればいいですよ」とのこと。

ひやー、私も、とうとうアジアで有名人になるのかと思ってしまった。日本のチャン・ドンゴンになってしまうのかと。

飛行機もビジネスクラス、ホテルも韓国の一流ホテル、ＶＩＰ待遇でスタジオ入り。スタジオでの講演の内容はメールでやりとりしてはいたが、結構ぶっつけ本番のような感じだった。

人前でしゃべるのが超苦手だった私が、大学の講義経験を重ねることで、日本全国の講演で、たくさん人がいたほうがしゃべっていて楽しいという具合になったのだから不思議なものだ。子供のとき運動オンチでまったく駄目だったが、いまやオリンピック選手という具合である。

日本のテレビ局より断然綺麗なスタジオ、仕込みの聴衆もすでに入っている。

スタジオで聴衆を前にして、私が講演を少しやって、あとはバラエティっぽい感じに進行する段取りのようだった。

私は元気よく登場して「アンニョンハセヨー」と一発韓国語でご挨拶。もうそれだけで結構ウケている（いや、仕込みの反応がうまくやっているのだろうが）。

日本の講演で使う、いろんなギャグで切り込んでみた。シーンとして反応がない。いやウケないのかなと思っていると、やや遅れて笑い声が響く。同時通訳なので、相手に伝わるまで時間がかかっただけだった。

「いやー、結構いけるんじゃないの」と思い、次第に調子が出て、いつもの感じで講演を終えた。

そのあとは私が書いた本の内容の実践編だった。韓国のお笑いタレントや美しい司会者などに、魚の絵を見ながら鼻をつまんでコーヒーを飲んでみようというお題が出された。脳活性の本をいろいろ出してきたが、最初のころに書いた脳活性の本の実技編として、鼻をつまんでコーヒーを飲もうというのがあったからだった。

そんな馬鹿なこと意味があるのかと思うかもしれないが、実際に日本で行った講演会でもコーヒーを用意してもらって、何度かやったことがあった。人間の嗅覚は進化の過程でかなり衰えてしまった。人間は視覚情報処理を進化させて、視覚中心で情報処理をしている。

だから会社で隣に座っている人をクンクンして、匂いでかぎ分けてはいない。顔が同じだから昨日の彼と同じであろう、仲間だなと判断している。

人間の嗅覚は味覚や視覚とも連携しているので、逆にいうとだまされやすい。

魚を見た瞬間に、すでに脳のなかでは以前から知っている魚の匂いが漂ってしまうのだ。だから魚だと思って食べた瞬間にあんこが入った鯛焼きだったと分かると、異常な違和感を感じて脳を刺激するわけだ。

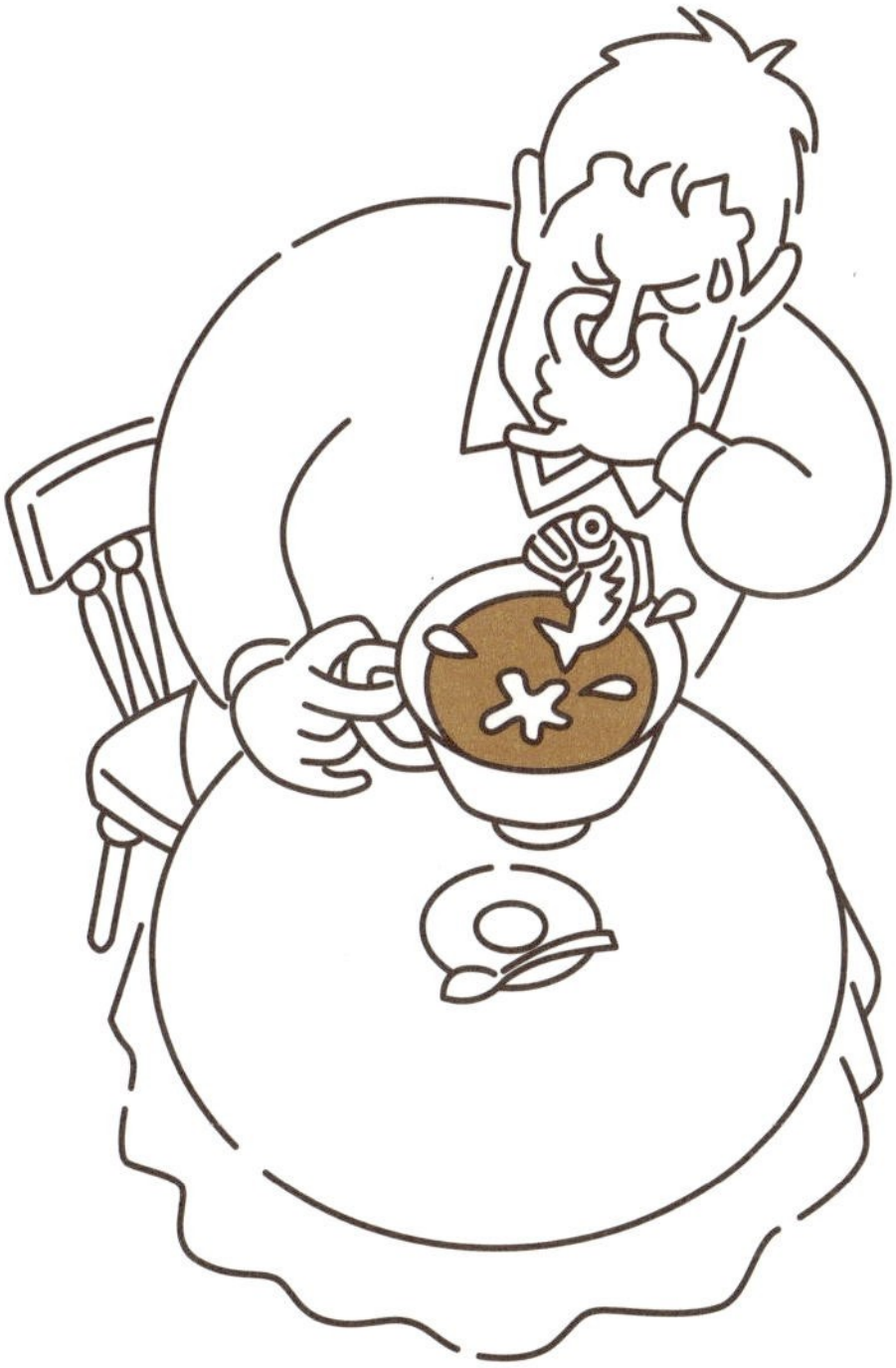

鼻をつまんでコーヒーを飲もうとすると、脳のなかではすでにコーヒーの香りが漂っているので、鼻をつまみ無臭のコーヒーになると、これはコーヒーではないという判断が働き、むしろ何か危険なものを飲まされたのではないかと警戒してしまう。

人は味覚、嗅覚、視覚などすべてを使って食事をしたり、飲んだりしているので、その要素が合致していないと、脳のなかでは混乱をおこすわけだ。その混乱こそが日常の常識やルーティンを壊して、より脳を刺激するということになるわけだ。

日常の慣れたことやっていれば、安心感を得ている反面、あまり脳を使わないで済んでしまう危険がある。

同じようなこと、慣れたことなどばかりの生活では、刺激はだんだん少なくなっていくわけである。

だから魚の絵を見せて、魚の匂いのイメージを作り出し、鼻をつまんで無臭のコーヒーを飲めば、実に妙な感覚になる。

スタジオでそれをやってみたのだが、結構みな面白がってウケていた。

スタジオ収録は無事に終わり、めでたく仕事を終えた。

私にしてみれば韓国でのスタジオ収録こそが、新しい体験で非常に脳には刺激的であった。ＶＩＰ待遇だったので、ぜひこれをレギュラー番組にしてもらいたかったが、その後連絡はない。

コーヒーも自分の好きなものを飲むだけではなく、時には別の豆にしたり、焙煎方法を変えてみたり、エスプレッソにしてみたりと、いろいろな工夫をして楽しむほうが良いだろう。

本物の魚を眺めて、コーヒーを飲むのも大変だろうから、まずはいつもと違う豆にしてみよう。

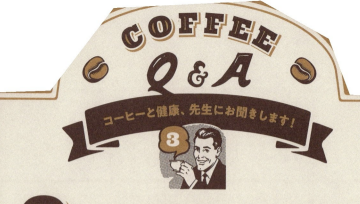

COFFEE Q&A

コーヒーと健康、先生にお聞きします！

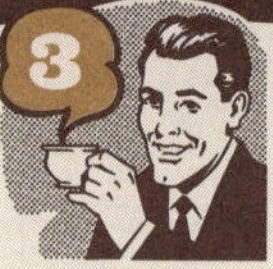

Q　コーヒーを飲むと眠れないことがありますが、どうすれば良い？

A　コーヒーに含まれるカフェインの様々な働きについては別のコーナーでも紹介していますが、ここでは不眠との関係について述べることにしましょう。

カフェインには交感神経を刺激し、血液中のアドレナリンを増加させる働きもあります。その結果として、血糖値、血圧、脈拍が上昇し目が冴えることになります。寝つきが悪い、眠れなくなるという状態になるわけです。

このようなカフェインの効果は4時間以上続くといわれますから、就寝の4時間前にはコーヒーを飲むのを控えたほうが無難です。人によってはカフェインの効果が8時間以上も続く場合もあるそうです。そのような人は、午後3時に飲んだコーヒーの影響が午後10時の就寝時に及ぶことにもなります。

その一方で、コーヒーを飲んでも眠れるという人もいますが、詳しく調べると睡眠時間や睡眠の深さに影響するので、自分では気がつかないうちに実は不眠になっていることもあります。

どうしても夜にコーヒーを飲みたいという人には、カフェインレスコーヒーをお勧めします。最近は技術も進み、カフェインレスでも十分に味わい豊かなものが出回っています。

COFFEE Q&A

コーヒーと健康、先生にお聞きします！ 4

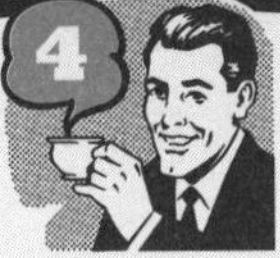

Q ダイエット中のコーヒーは良い、悪い？

A　コーヒー自体はほとんどゼロカロリーなので、ダイエットに悪い影響はありません。コーヒーに砂糖やミルクを入れると、それがカロリーとして悪い影響を与えることは常識になっています。ダイエットのためにはブラックコーヒー以外は良くないということになります。

では、ダイエットに良い影響を与えるコーヒーの成分と飲みかたを考えましょう。コーヒーに含まれるカフェインは、消化酵素に働きかけ脂肪細胞の分解と燃焼を促します。またカフェインの利尿作用は、体内の様々な毒素や余分な塩分を排泄するので、ダイエットには強い味方です。

そしてコーヒーに含まれるポリフェノールの一種クロロゲン酸は血糖値を調整し、コレステロールを下げるので、この成分もダイエットには良い影響を与えます。

次にダイエットに役立つ飲みかたです。1日3～4杯のコーヒーを楽しむとして、脂肪燃焼のタイミングに合わせて朝・昼の活動時間帯に、3時間程度の時間を空けて飲むと良いでしょう。そして運動や入浴の30分前に飲むと、脂肪燃焼が促進されます。食後に甘い物が欲しくなる人は、ブラックコーヒーを1杯飲んで代用します。このような工夫によってコーヒーをダイエットに役立つものとして、楽しんでいただきたいと思います。

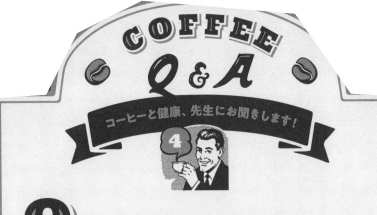

7

映画のなかのコーヒー

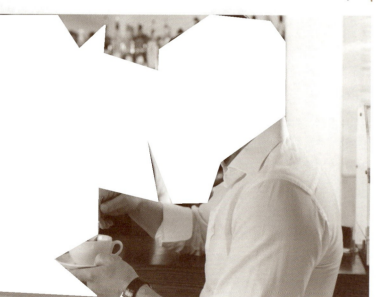

映画のなかでコーヒーを飲むシーンは、いろいろな使われかたをする。

アメリカ映画ではバーカウンターが多いから、イタリアのバールのようにエスプレッソをカウンターで飲むシーンは出てこない。西部劇では荒野のなかで夜火をおこし、そこでコーヒーを飲むというのが定番である。

どうやって飲んでいたかというと、幌馬車（チャックワゴン）に積んでいた生のコーヒー豆を炒り、コーヒー・ミルで挽いて粉にする。それをヤカンにいれて煮出すか鍋に入れて煮立てて沸騰させて、火を止めて上澄みを飲むという感じだ。ミルクなどはないからブラックコーヒーということになる。燃料は落ちているバイソンの乾燥した糞を使ったようである。

また、パーコレーター式（※1）が1820年代にフランスで考案され、西部開拓時代にはアメリカでも普及したようだ。

カウボーイたちは暖をとるためのコーヒーという意味合いが強く、まあ、お茶代わりだったので、薄い珈琲をたくさん飲むということになった。砂糖もミルクもないから薄いコーヒーのほうが飲みやすかったというわけだ。ようするに、決しておいしそうではないコーヒーだが、荒野のなかのコーヒーブレイクだから、それなりに満足はできたのだろう。

最近では刑事もののドラマでも、コーヒーを飲むシーンは小道具のようにして使われる。特にアメリカの刑事ドラマは紙コップのコーヒーを飲むシーンがやたらに多い。しかし、ひと昔前の日本の刑事もの映画やドラマではコーヒーは出てこない。

1979年~1984年に放送されていたTVドラマ「西部警察」の犯人を取り調べるシーンでは、取り調べを受ける犯人も、警察官もタバコを吸っていて、取り調べ室は煙だらけという現代の感覚からするとギャクのようなシーンがあった。犯人が口を割らないと、カツ丼を頼んで食べさせて口を割らせるというシーンもあったが、実際にはそんなことはあり得ないようだ。

実は私も取り調べ室で、警察官に取り調べを受けたことがある。私が罪を犯したわけではなく、私のクリニックに来ていた患者さんがらみの事情聴取だった。「クリニックへ行ってもいいですが、警察まで来ますか」と尋ねられたので、面白そうだから新宿警察まで行ってみた。

殺風景な取調室に通された。

机と椅子しかなく、ねずみ色の壁、ねずみ色の机という具合である。

鏡の向こうでこっちを見ているようなこともない。鏡すらなかった。

「ここで犯人が取り調べを受けるんですね」

と言うと、

「そうですよ」

警察官はニコニコして言った。

「やっぱりカツ丼は出ないですか」

と私がうれしそうに言うと、

「出ませんよ」

警察官はニヤニヤしている。

と、まあなかなか貴重な経験だった。むろんそこでは、コーヒーも出なかった。

アメリカの刑事もの映画では、ドリップしてコーヒーメーカーに溜っているコーヒーを飲むのが典型的だった、クリント・イーストウッドが警察官役で活躍していた時代だった。最近ではスタバのようなカフェからコーヒーを紙コップに入れて、持ってくるというシーンが多い。あるいはパトカーの中で、ドーナッツと一緒にコーヒーを飲むというシーンもなじみのパターンで

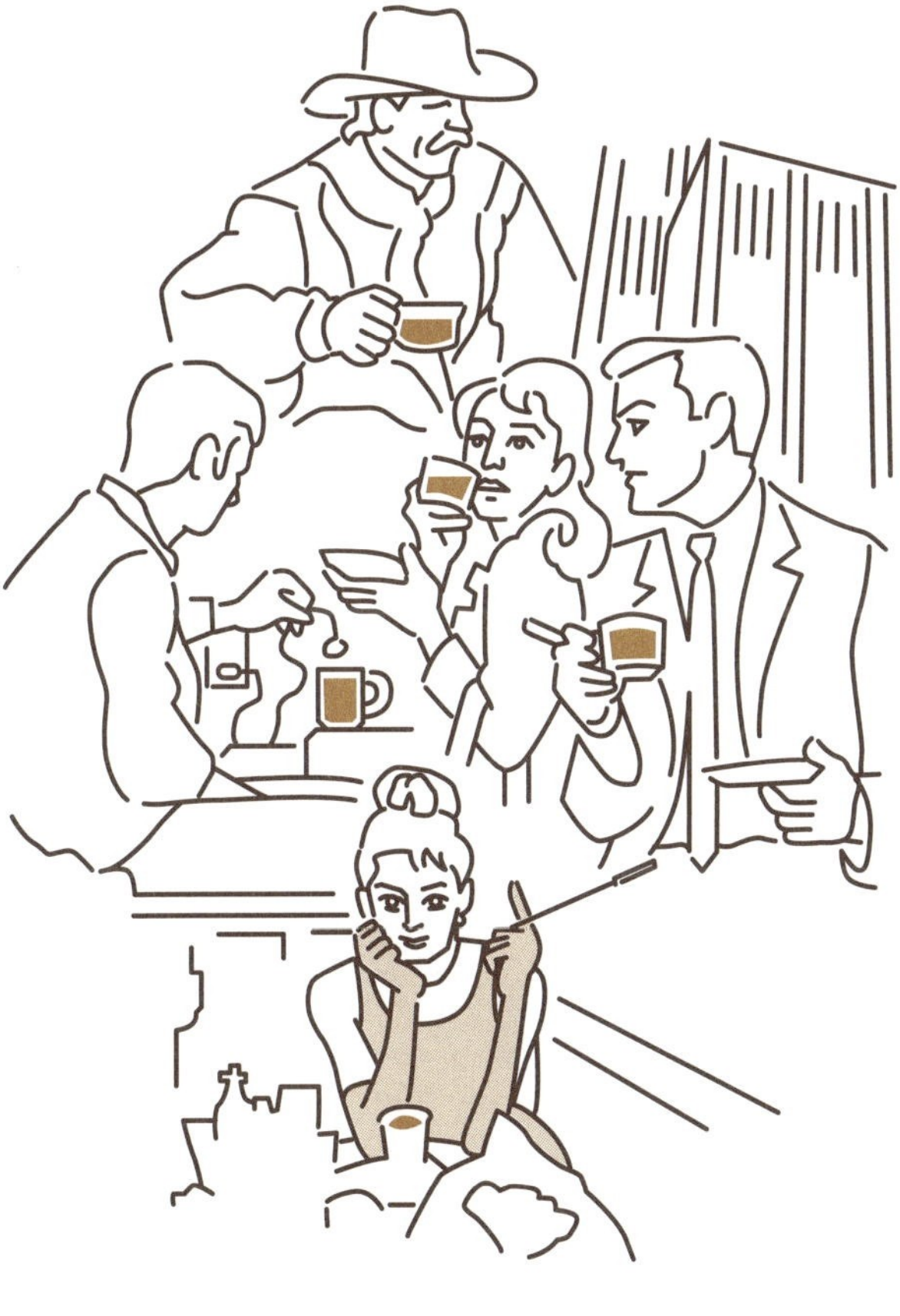

ある。やはり時代とともに、コーヒーの飲みかたも変わってくるものだと思う。

『ティファニーで朝食を』では、早朝のニューヨークで、オードリー・ヘップバーン演じる女性が、ティファニーのウィンドウを見ながら、紙袋からデニッシュとコーヒーを取り出し朝食をとるという有名なファーストシーンがある。ティファニーというレストランかカフェがあるんだ、と思っていて、映画を見終わったあともレストランだと信じていた。

最近、ニューヨークのティファニーで本当に朝食が食べられるようになった。

ちなみにアメリカ映画では、酒を紙袋に入れて飲むシーンが結構ある。あれは州によって法律が異なるが、基本的に屋外や公共の場での飲酒は禁止されているから、紙袋に入れてごまかしているのだ。見つかると罰金とか没収ということになる。

映画のなかではスティーブ・マックインは食べ物をまずそうに食べる。そのまずそうに食べるのが格好良いと思うわけで、いまだに1人で食事をするときは、まずそうに食べることにしている。

私たちの世代は食事や飲み物の文化、食べかた、飲みかたを映画から学んできたという人が多い。海外旅行には、まだまだそんなに簡単に行けない時代、映画から知る新しい文化や情報は大きなものだったように思う。今や実際に海外へ行って、コーヒーの飲みかたや、いれかたを見ることが簡単になった。

ますます飲みかたは多様になっていくのかもしれない。

※1　パーコレーター式
直火にかけてコーヒーを抽出する器具の一種。日本ではアウトドアなどで使用されることが多い。

8

コーヒー依存症

自分が普段やっていることが、依存的だとはあまり気がつかないものだ。

家に帰ってきて、テレビをつける。そんな動作も実はテレビへの依存度が高いということだろうが、依存症とはいわない。「症」というのは病気であるから、どうしてもテレビをつけないといられないというほどじゃないので、依存症ではないのだ。

しかし、症ではなくとも、人は何かに依存しているものだ。

身近なところでは酒、たばこ、パチンコあるいは人への依存もあるだろう。親とか恋人とか……。そこには実は脳の微妙な仕組みが影響している。だから悪く使えば薬物やギャンブル依存になってしまい、うまく使えば自分の技術が向上する。

人間の身体の仕組みはどうも過剰に働いてしまうことが多く、それは病気ともつながっていく。たとえば免疫機能がより過剰に働くと自己免疫疾患とよばれる治療が難しい病気がおこってくる。

ほどほどに働くのがなかなか難しいのだ。

恋愛でもほどほどと思うが、そうはいかない。恋愛のスイッチが入ってしまうと、相手に会いたくなって、飛行機に乗ってでも会いに行ってしまう。

その原動力はやはり脳のなかでの変化が影響する。

依存的な状態にあると、人間の行動に歯止めがかからなくなってしまう。そこが怖いところでもある。

それがたとえばピアノを弾くということに集中できていけば、名ピアニストになるかもしれないし、スポーツであれば一流アスリートになれるかもしれない。

その一方で、パチンコにはまってしまうと、毎日パチンコばかりやって、まったく何も生産しないという状況に陥りかねない。

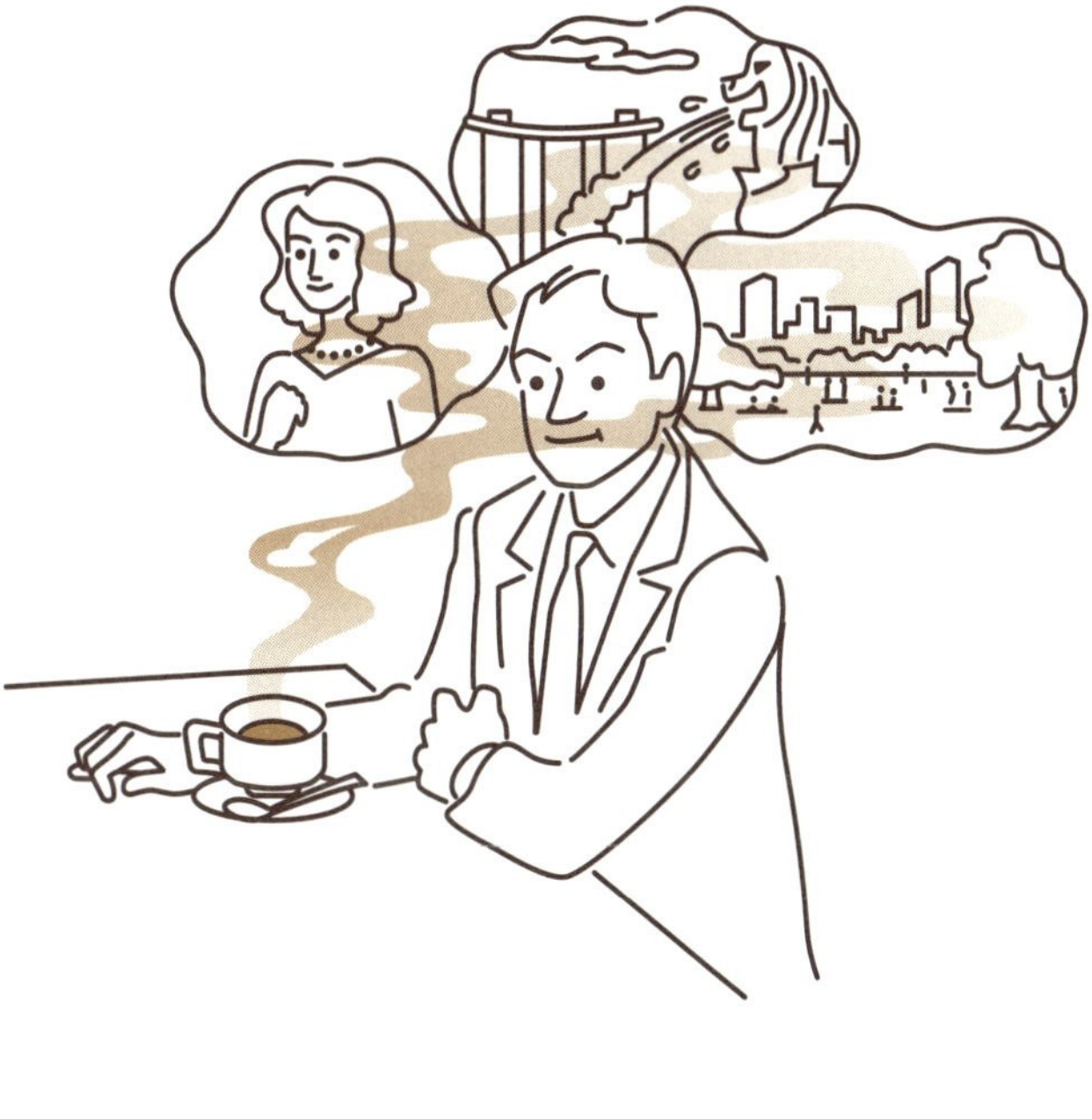

実は私自身も60歳を過ぎて、やることがなくなって、パチンコにはまった時期があった。2年くらいは、はまっていたように思う。比較にはならないが、作家の北杜夫も60歳を超えて作家としての意欲を失って、株にはまって出版社に借金をしてまで株をやっていたということが、彼のエッセイに出てくる。

そこで疑問として、人はなぜはまってしまうのかということだ。

コーヒー依存症はやはり存在して、これにはコーヒーの中のカフェインが影響している。カフェインの含有量だけを比較すれば、抹茶や紅茶のほうが多いのだが、渋味成分のタンニンがカフェインと結びつくため、同量のカフェインを摂取しても、コーヒーと比べて抹茶や紅茶はカフェインの効果が和らぐのだ。

どうしてコーヒーを飲まないと満足できなくなってしまうのかといえば、

コーヒーを飲む（カフェインを摂取する）と、血液に乗って脳内に入ったカフェインが、疲労を感じさせる原因となるアデノシン受容体と結びつき、人は疲れを感じにくくなる。

コーヒーを飲むと、眠気がとれて身体がスッキリするのは、このためである。

しかし、同じものを摂っていると、脳の受容体が大きくなってきて、同じ量では反応せず、次第に量を増やしていかないと効かなくなってしまうのだ。それがまさにはまるという状態。お金がもうかっても、もっと金儲けしないと脳内の快感物質であるドーパミンが出なくなってしまうのと同じような仕組みだ。

コーヒーを飲まないとスッキリしないということ自体が、すでに依存症に近くなっているということだろう。

たばこが止められないのは、医学的にはニコチン依存症ということになる。依存的になると、どうも人間は言い訳をしたがる。コーヒーを飲まないとアタマがすっきりしない。たばこを吸わないと集中できないなど。

しかし、多くの研究では逆であり、たばこは集中力を低下させることが分っている。

止められないのは何かほかのせいであるという論理が成り立つように思うが、それは自分勝手な話である。

コーヒーでも飲まなきゃやってられないよ、というのは仕事上での自分の逃げ場作りになっているのだろう。

だからコーヒーを飲む理由をよく考えたほうが良い。

うるさい上司から逃れたいのか、アタマを切り替えたいのか、休憩時間にちょっと気になるあの子と話をしたいのか……。少なくとも前向きの理由があったほうが良いだろう。アタマをすっきりさせたいとか、集中力をアップさせたいとかいう身体的な理由はよろしくないということだ。

こうなってくるとコーヒーを飲むとき何を考えていますかという質問も、なかなかいいところをついているように思う。

あなたはどうですか？　何を考えていますか？

私はもちろん何も考えてないです。

9

インスタントコーヒーの発明

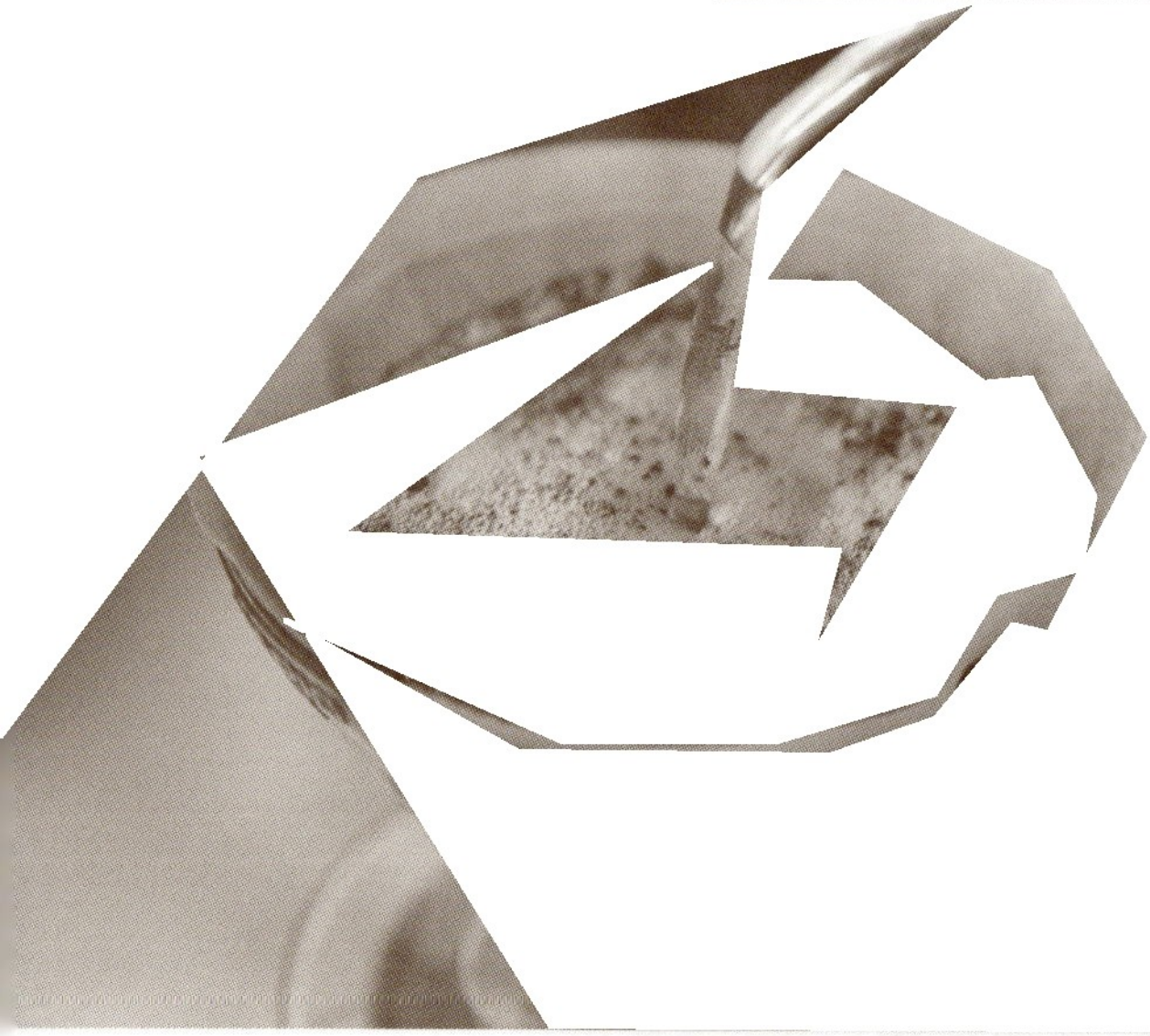

コーヒーといえば昔はインスタントコーヒーだった。ドリップだのエスプレッソだのといい出したのは結構最近のことで、基本はコーヒーといえば粉のインスタントコーヒーであり、それをありがたく飲んでいた。

カップ麺も電子レンジが普及する前は、お湯をかけて3分で完成する食材として非常にありがたいものだった。今思う以上に便利な食材だったのだ。

今さらだが、インスタントコーヒーが日本人の発明というのは有名な話で、クイズにもならないレベルである。

1899年、加藤サルトリがコーヒーを一度液化してから、真空乾燥して粉末にする方法に成功して、インスタントコーヒーを発明した。そのころの日本ではそれほどコーヒーは飲まれていなかったので、日本ではインスタントコーヒーを売ることができず、アメリカへ渡りシカゴで加藤商会を設立した。

しかし、商品化がうまくいかないうちに、１９０３年に別の方法でインスタントコーヒーを作ったジョージ・コンスタント・ルイス・ワシントンが特許をとり、残念ながら日本人の発明として歴史には残らないことになった。よくよく調べると、ずいぶん前からインスタントコーヒーの開発はされていたが、結局商品化というところで成功していなかっただけのようだ。

インスタントコーヒーが世間的に知られるようになったのは、ご存じネスレが「ネスカフェ」を世に送り出してからだ。

いろんなアイデアや発明があっても、世間で認められ、ビジネスとして成功していくのにはまた別の次元のような気がする。

日本人が発明していながら、世界へ普及できなかったものが結構ある。

今でこそ普通に使っている指先につけて血液中の酸素濃度を測るパルスオキシメーターも日本人の発明だが、ほとんど日本では相手にされずアメリカで製品化され普及した。

シャープが昔、画面をなぞって文字入力する電子手帳のようなものを発売していた。今思えばiPhoneの発想につながっていくが、誰もそんなことになるとは思っていなかった。グッズ好きの私は使っていた記憶がある。

むろん逆の場合も多い。アメリカの製品を小型化して普及させた日本の自動車などは、模倣しながら日本の技術力を発展させたというようなものだろう。

実は日本でも第二次世界大戦の末期に、CTスキャンの基本的なものを作っていた人がいたが、まだコンピューターのない時代、製品にはならなかった。

その20年後にイギリスのEMIが世界で最初のCTスキャンを製品化した。CTスキャンはビートルズのレコードの売り上げによって作られたというエピソードもある。当時ＥＭＩという会社はレコード会社でもあり、ビートルズがレコードで稼いだ資金がＣＴスキャンの開発費になったというわけだ。

発明のレベルはあまりに違うが、何を隠そう私もいろいろ思いついていた。医学部の学生時代に思いついたことがある。当時、映画館の情報は夕刊の広告を見るしかなかった。どこで何の映画をやっているのか調べるのが大変だった。だから映画案内の雑誌があればいいと思っていたら、1年後に『ぴあ』という雑誌が創刊された。だから私のほうが早く思いついていた。残念ながら思いつくことと、それをビジネスとして展開していくことのはまったく違う次元だからどうにもならない。

しかし、そのとき自分のアイデアは意外にいけるんじゃないかと思った。

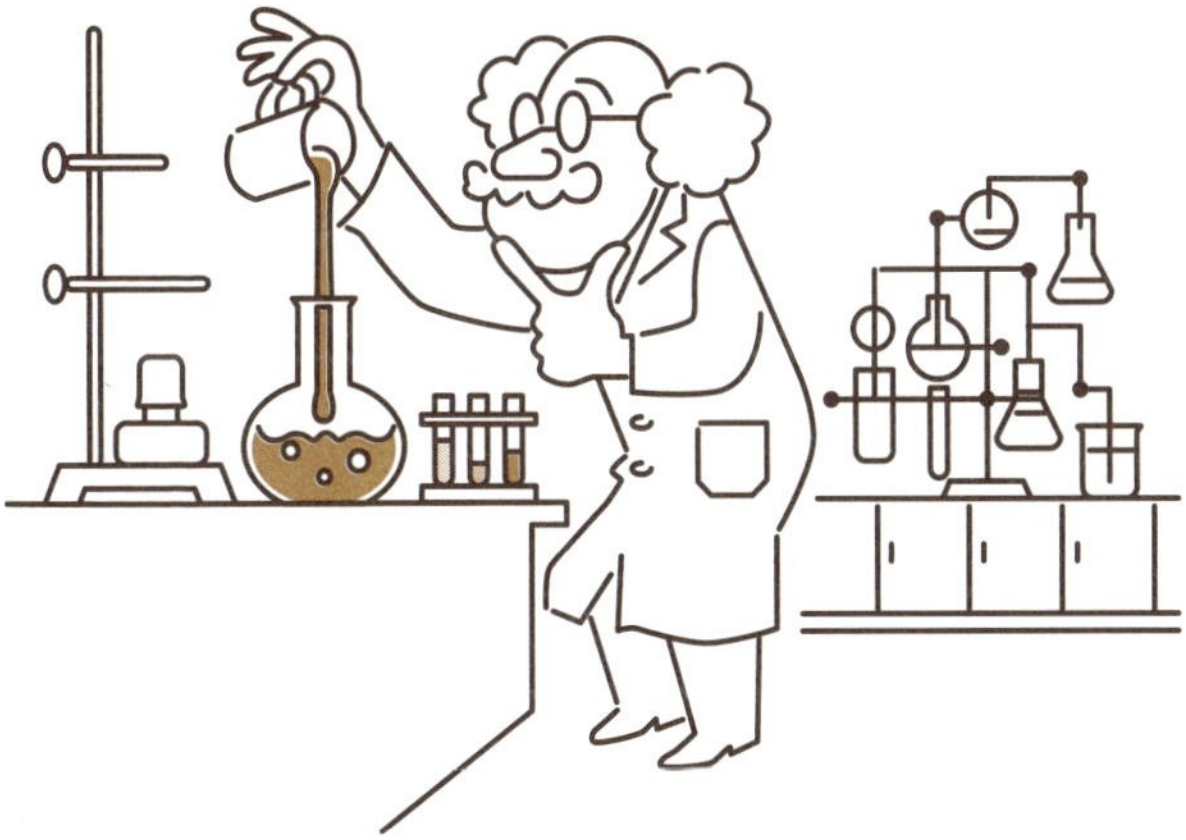

医者は学会に参加し、5年のうちに専門医の資格の更新をしないといけないが、その参加証は次の更新の際に必要になるので、参加証を保存するファイルを考案した。普通のA4ファイルの真ん中を縦に圧着して、1ページに2枚参加証が入るようにしたのだ。それは実際に商品化され、学会などで製薬会社が配って、それなりの利益を上げた。

その人が生きた時代に、どんな技術が手に入るかで、思いつくものも変わってくるはずだ。残念なことに、私の学生時代はまだパソコンが普及していなかった。私が研修医2年目にアップルⅡというパソコンが売り出され、ようやく世間でパソコンが普及していった。

だからパソコンをまったく自由に使えた時代ではなかったので、パソコンのソフトなどのアイデアは、学生時代であったら思いついていただろうと思うが、残念である。

研究では、5チャンネル万歩計を作り、腰だけに1個着ける万歩計より手足につけることで、行動分析が正確にできることを証明して、大手の会社と商品開発をやったことがあった。

しかし、加速度センサーの時代になって、センサーはより精度が上がっていった。医療用の加速度センサーが医局で使われずにころがっていたので、行動分析に使えるのではないかと、今度はそれを研究用に使って論文もいくつか書いた。何のことはない、その技術は今ではiPhoneに組み込まれている。

当時の最大のネックは「研究者がカネのことなど考えるのは、研究者の風上にもおけない」と教授たちが考えていたことだった。私にしてみれば、自分のアイデアで研究費も稼ぎ出せるじゃないかと思っていたし、これからは、研究費は自分で稼ぐ時代になるんじゃないかと思っていた。研究とカネを結びつけることは、研究者として邪道といわれていた時代だったからしょうがないのだが……。

ならばしょうがない、自分のアイデアを自分だけで活かす方法はないかと思っていた。本を書くことは、立案、計画、実行とすべて自分できてしまう。それが売れれば、その印税を研究費にしようと思っていた。

実際に印税が入り始めた頃には、医局を辞めていたので、残念ながら研究には活かせなかった。

医局を辞めて作家業中心になってからも、面白い話が来た。たとえばＣＤの企画とかゲームソフトの開発など、いろんなことをやってきた。インスタントコーヒーを飲みながら、エスプレッソコーヒーをもっと簡単に作れないかと思っている。もちろん思いついても、まずは特許をとってから公開ですけどね。

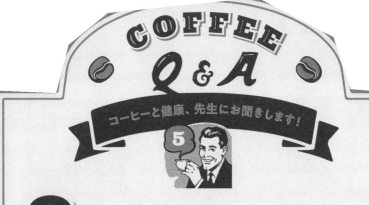

COFFEE Q&A

コーヒーと健康、先生にお聞きします！ 5

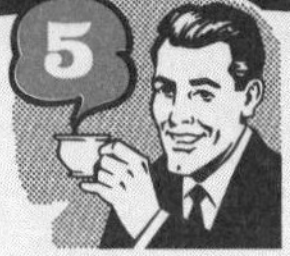

Q コーヒーって胃に良くないって、本当？

A 昔からコーヒーを飲み過ぎると胃潰瘍になるなどといわれてきました。この種の都市伝説のようなことは、きちんとした調査をすることが極めて難しいといえます。

日本のデータ解析では、喫煙などは明らかに、がん、虚血性心疾患、脳卒中、肺疾患などの病気のリスクになっていますが、コーヒーと胃潰瘍、十二指腸潰瘍、逆流性食道炎とは関係ないという結果が出ています。

コーヒーに含まれているカフェインが胃の粘膜を刺激して胃潰瘍になると考えられていたのかもしれませんが、それよりも、たくさんコーヒーを飲み、タバコを吸って夜中まで仕事を頑張る、といった生活習慣にこそ問題があると考えるべきでしょう。

リラックスするためにコーヒーを適度に飲み、余裕をもった時間を楽しむという習慣を持てれば、コーヒーを飲むことはむしろ身体にも精神的にも良いだろうし、自律神経も安定してくるはずです。

このことを自覚しつつ、コーヒーをゆっくりと味わい、その時間を楽しんでいただきたいと思います。

10

コーヒーと音楽

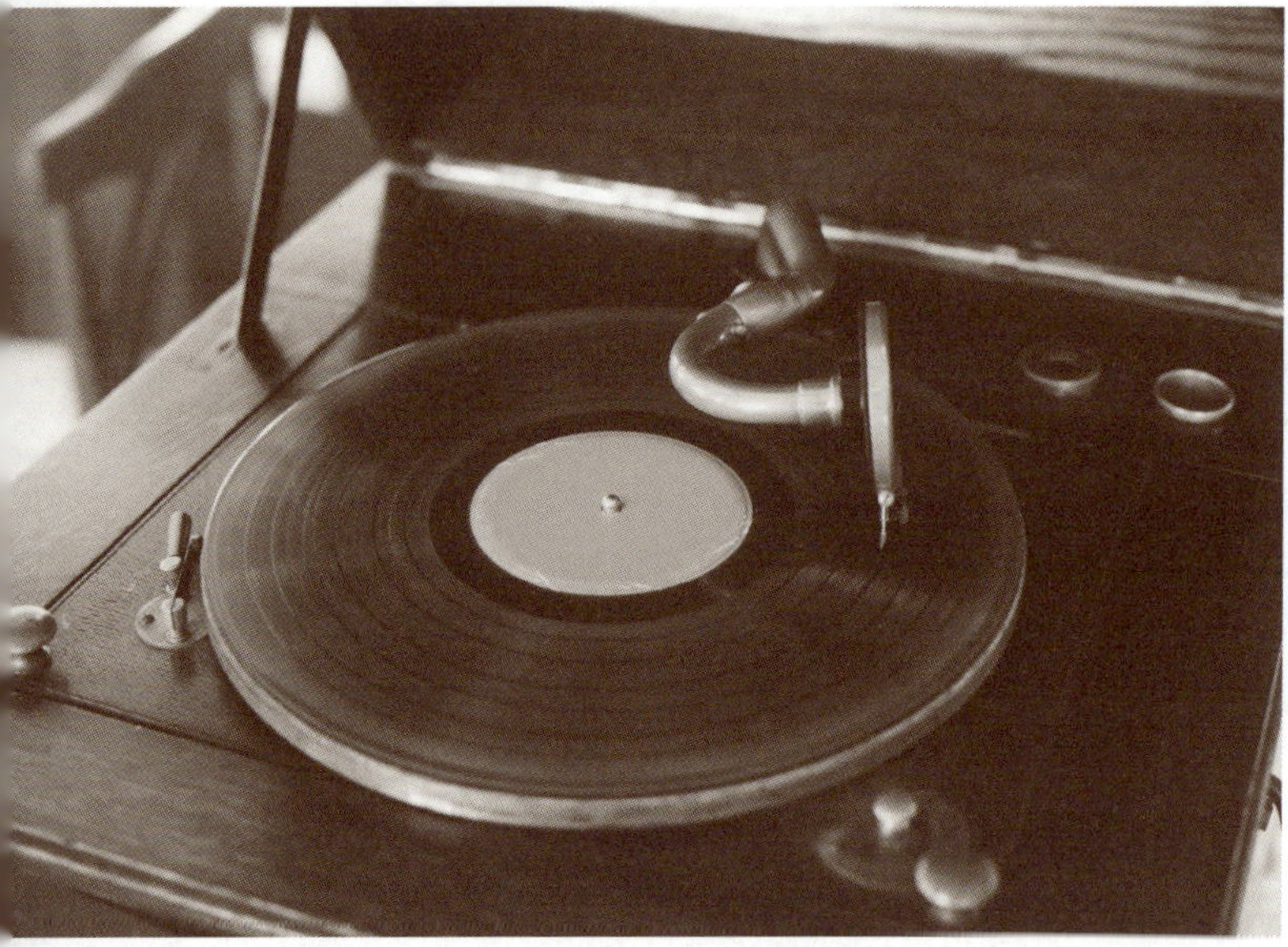

子供のころ、日曜日になると早朝から母親がソノシート（ペラペラのレコード盤みたいなもの）で軍歌をかけていた。いえ、別に軍歌が好きというわけではなく、ほかにかけるソノシートがなかったわけである。

それでも、軍歌も音楽のひとつである。何度も聴いていると、音楽そのものに次第に興味を持つようになった。それは母親の作戦だったのかもしれない。

そのころ家にあったのはテレビに後付のレコードプレイヤーを付けて、テレビのアンプとスピーカーで聴くというもっとも安易なものだったが、リーダースダイジェストという今でいう通販のようなものから、クラシックの名曲LPレコード10枚組を買ってもらった。まだもちろんモノラルレコードだったが、クラシックを繰り返し聴いているうちに、クラシックにも興味を持つようになった。小学生にとっては高価なレコードは買ってもらえず、同じ曲ばかり聴いていた。だから今でもメンデルスゾーンの『イタリア』が大好きな曲である。

今にして思えば『イタリア』という曲は、メンデルスゾーンがイタリア旅行をしたときの作品なのだが、当時小学生だった私はそんなことはまったく知らずに聴いていた。ここ10年くらいクルーズでイタリアのいろいろな街へ行くようになってようやく、メンデルスゾーンの気持ちが分ってきたというわけだ。

小学校高学年からラジオで洋楽を聴くようになり、ペトゥラ・クラークから始まり、ビートルズ全盛期のころ私は中学生で、テープレコーダーでラジオから流れるビートルズの曲をさんざん録音していた。

中学2年のとき、初めてモデュラーステレオ（※2）を聴いて、人生が変わるほど、その音の広がりと良さに驚いた。

一番最初に買ってきて聴いたのが、フランス・チャックス・フィールド・オーケストラの『引き潮』である。今だにレコードを持っているが、あの時の感動をしのぐ音楽はない。

あとはずっと、現在も昔と同じ洋楽を聴き続けている。と非常にはしょってしまうが、結論からいえば今の洋楽はまったく面白くないし、さらに日本の若者が聴いている音楽はさらに面白くない。

ラップになって一気にCDの売り上げが下がったというが、団塊の世代前後の人間にとって、現在の若者音楽は「いやーつまんない」というのが間違いない感想だろう。

アイドル系の踊りとハモりのほとんどない音楽、やたらにパンクな感じで挑発的な歌詞のラップとか、あとは、テレビドラマの主題歌とか……。まあいずれにしてもおっさんにはまったく関係のない音楽になってしまった。

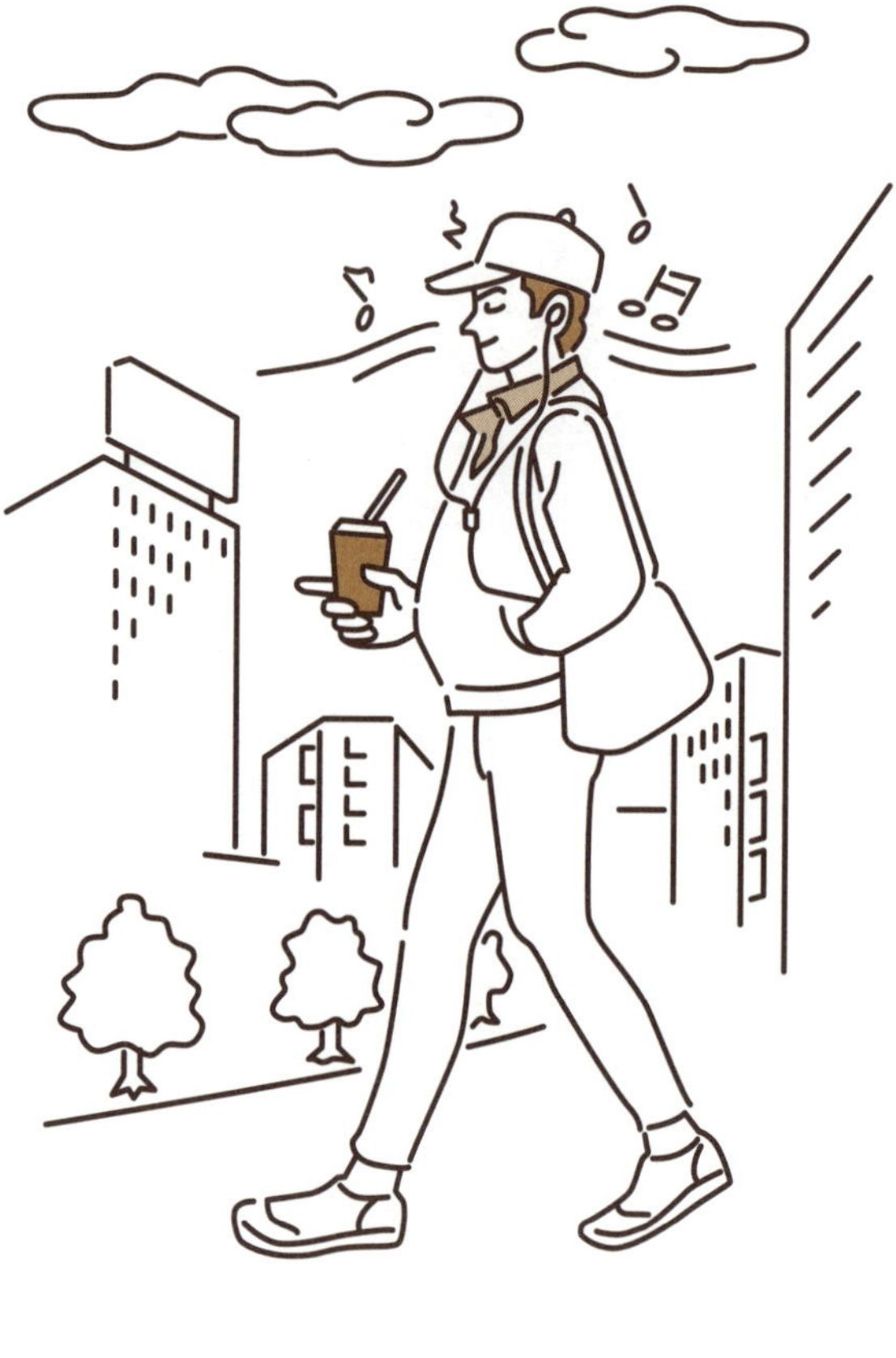

ラップでコーヒーは飲めないし、踊りながらじゃコーヒーがこぼれるし。コーヒーと音楽とが無関係になっている音楽こそが、今や王道となってしまった。

60年前なら、無精ひげで長髪の若者が、「コルトレーンは良い」などと言い、首を振ってリズムをとりながらジャズ喫茶でコーヒーを飲む。そんなシーンが見られたのだ。

ところが今は、ヘッドフォンを耳にくくりつけて首を振っているので何の音楽かは分らないということになってきた。

みんなで同じ曲を真剣に聴くなどという習慣が、カフェですらなくなってしまったのかもしれない。オーディオブームのころは、でかいスピーカーを左右に、さらに後ろに2つスピーカーを置き、その真ん中に座って4チャンネルステレオとかいって、何かと立体的な音響にあこがれていた。

しかし、今はストリーミングで音楽を聴くことが多くなり、スピーカーは1個で十分になってきた。音質よりも聞きやすいスタイルで聴くほうが重要視されてしまう。

自由で良いが、一世を風靡するヒット曲も出てこないし、正座して音楽を聴く文化は消えたのだ。

音楽業界の友人にいわせれば「もうジャズは駄目なんですよ。スムーズジャズ(※3)じゃないと」とか。やたらにまろやかさ、聴きやすさが重要になってきた。

おいしい肉の評価は「柔らかい、ジューシー」しかないように、音楽もソフト、スムーズが主体になってきてしまった。

ジャスもある意味終わっている音楽である。クラシックもその名前の通り、終わっている音楽だ。終わっているというのは、新曲がどんどん出てきて、その分野の音楽が世の中を席巻しているわけではないからだ。

新しい演奏者は出てくるが、新曲発表のクラシックコンサートはありえない。ジャズも主張する音楽ではなくなり、仕事をしていても気にならないレベルのジャズになってしまったのだ。

だからもはや、演奏者も曲名もどうでもよくなってしまった。そういう意味では終わってしまった音楽である。

ストリーミングのような聴きかたの時代では、聴き慣れた曲、昔懐かしい曲をずっと流し続けるということになって、新曲がもう必要がないのかもしれない。

コーヒーにあう音楽は昔はジャズだったのだろうが、今はスムーズジャスにスムースクラシック、スムース演歌（そんなのないか）ということなのだ。

だからスピーカーも大型のＪＢＬとかタンノイとかそんな高級スピーカー

はいらないし、iPhoneから流れる程度で十分満足できてしまう。
本格的な音楽はすでに死語なのだろうか。
コーヒーにあう音楽が減ってきているとは、少し残念な状況じゃありませんか。

※2 モデュラーステレオ
スピーカーとアンプがひとつの箱に入って、脚がついている昭和の時代を象徴するもの。

※3 スムーズジャズ
1980年アメリカで始まったジャズの一つで、1990年代に一つのジャンル名となった。

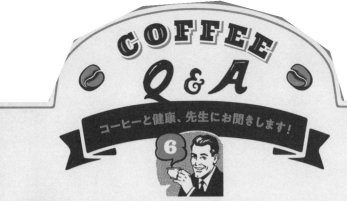

COFFEE Q&A

コーヒーと健康、先生にお聞きします！

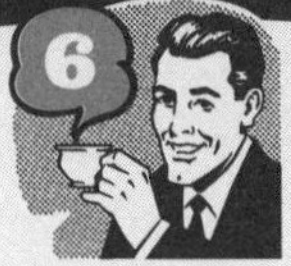

Q　妊婦がコーヒーを飲むと、生まれてくる赤ちゃんに悪影響があるって、本当？

A　妊娠中の母体は、摂取したカフェインを分解したり排泄したりするのに、時間がかかります。カフェインには血管収縮作用があり、妊娠初期の胎盤形成などにも影響が出るため、コーヒーは妊娠初期から控えたほうが良いといえるでしょう。そして、妊娠中期、後期においても胎児の発育に影響を与える可能性があります。カフェインは胎児の体内に蓄積されるので、イギリスやスウェーデンの調査では、大量のカフェインの蓄積によって、胎児の発育障害、流産、早産、死産などが起こりやすくなると報告されているものもあります。

さらに出産後の授乳期にも、母親がコーヒーを飲むことにより、カフェインが母乳に移行して、赤ちゃんにも影響が出ることが明らかにされています。ただしスウェーデンの研究では、1日100mg以下のカフェイン（ドリップコーヒー1杯程度）であれば問題ないとしており、同様にイギリスでは1日200mg、カナダでは300mgまでが許容量とされています。

様々な研究や調査を総合していえることは、妊婦している女性は1日に何杯もコーヒーを飲み、大量のカフェインを摂取することは絶対に避けるべきです。コーヒーを飲む場合は、1日1杯程度を目安に味わうことをお勧めします。

11

コーヒースプーンの回しかた

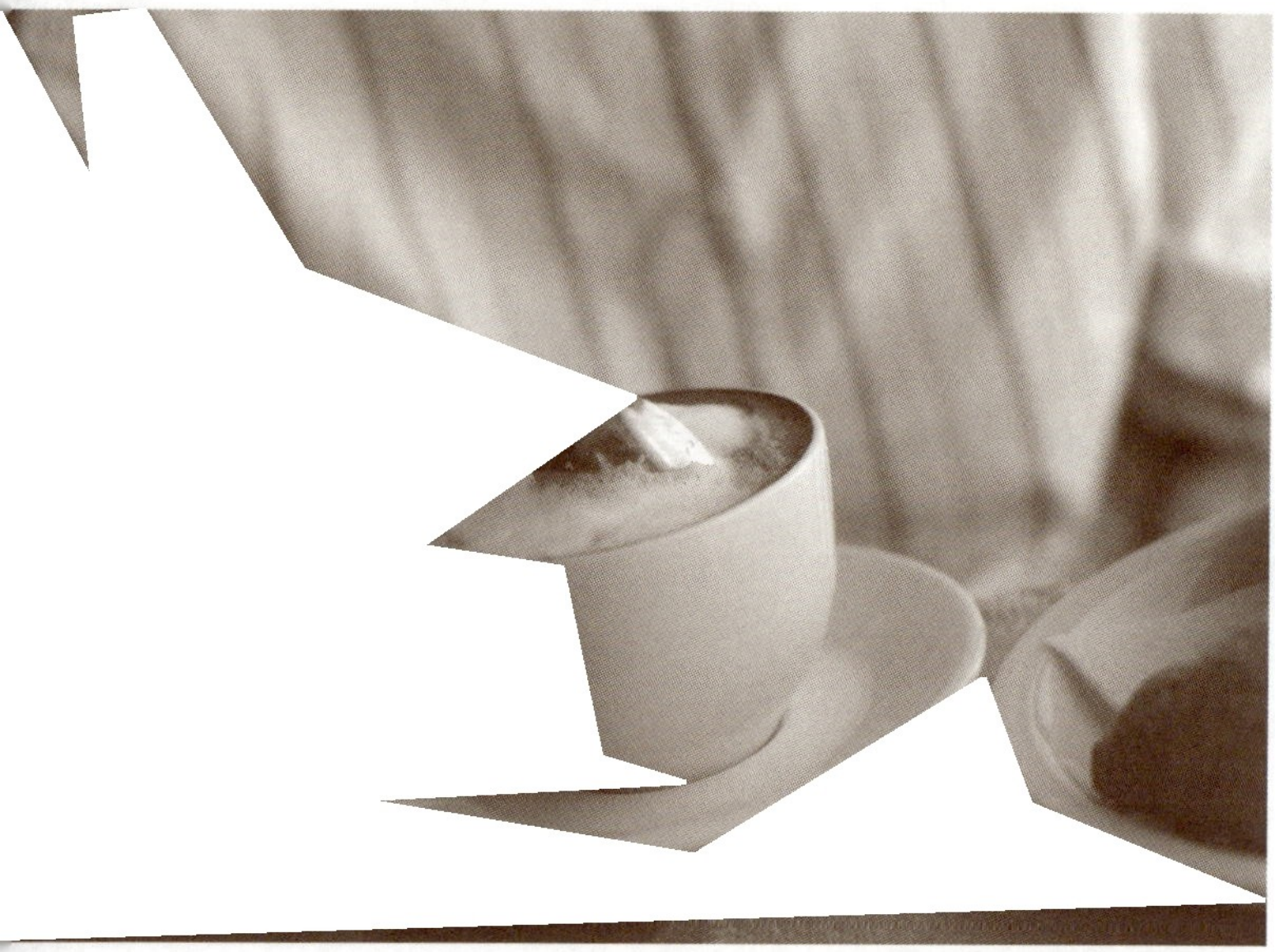

今はセルフサービスのカフェが多くなって、コーヒーを注文したら自分で席まで持っていくので、店員とのやりとりが減ってしまった。

まだ喫茶店が主流のころ、店員の女性とのやりとりをいろいろ考える、つまり女性と仲良くなるテクニックを書いた本があったのだ。昔はその手のいい加減でお馬鹿な新書がいっぱいあった。そのなかでも覚えているのは、テディ片岡という（実は片岡義男さんが作家になる前に使用していたペンネーム）いかにも偽名で、怪しいアメリカ帰りという雰囲気の人が書いた新書があった。

だいたい、自分の名前のペンネームにカタカナを付ける奴は怪しいのが多い。私はそんなカタカタの付いた経済評論家、あるいは自己啓発をやっている人を何人か知っているが、みな怪しい。まあ、その怪しさが人を惹きつけるのかもしれない。

私もヒロ・ヨネヤマくらいにすれば、ミリオンセラー量産体制、夢の印税生活、「いや医者は趣味ですから」と言いながら、バリの別荘で左うちわだっただろうに、誠に残念なことをした。

かなり話がそれてしまった。その怪しい新書の件に話をもどすと、テディ片岡氏の体験談だったか、女性を口説くためのテクニックの提案だったか、記憶がぼんやりとしているのだが、次のようなことが書かれていたことだけは覚えている。

喫茶店の女性店員の口説き文句としてあったのが、彼女がコーヒーを持って近くに寄ってきたら「コーヒーをかき回すとき、どっちに回したほうが良いか知ってますか?」という質問をしろとあった。

むろんそんな馬鹿な質問をすれば、女性の店員は、何をいっているんだろ、怪しい奴だと思うのであるが、そこが狙いだというのである。

目を細めて、軽蔑のまなざしを送ってくる女性店員にすばやく、

「地球の自転はどっち回りか知っていますか?」

と物理を理解し、かなりできるどこかの教授風な雰囲気を醸し出せば、侮蔑のまなざしも一気に尊敬に変わっていくはずである。

どんな雰囲気かといえば、今は亡き竹内均先生、そうあの『ニュートン』の編集長であり、映画『日本沈没』で「地球のマグマが……」とややうわずった声で解説していた地球物理の権威のようなイメージが良い。

「そんな難しいこと知りません」

女性店員が困惑するのを尻目に、一気呵成に地球物理の仕組みを説明する。

「地球は北方向を正とすると時計方向に回転している。つまり上からのぞき込めば、反時計回転しているのです。だからコーヒーカップを置いたとき上から見るとすれば、地球の自転に合わせて反時計回転にスプーンを回したほ

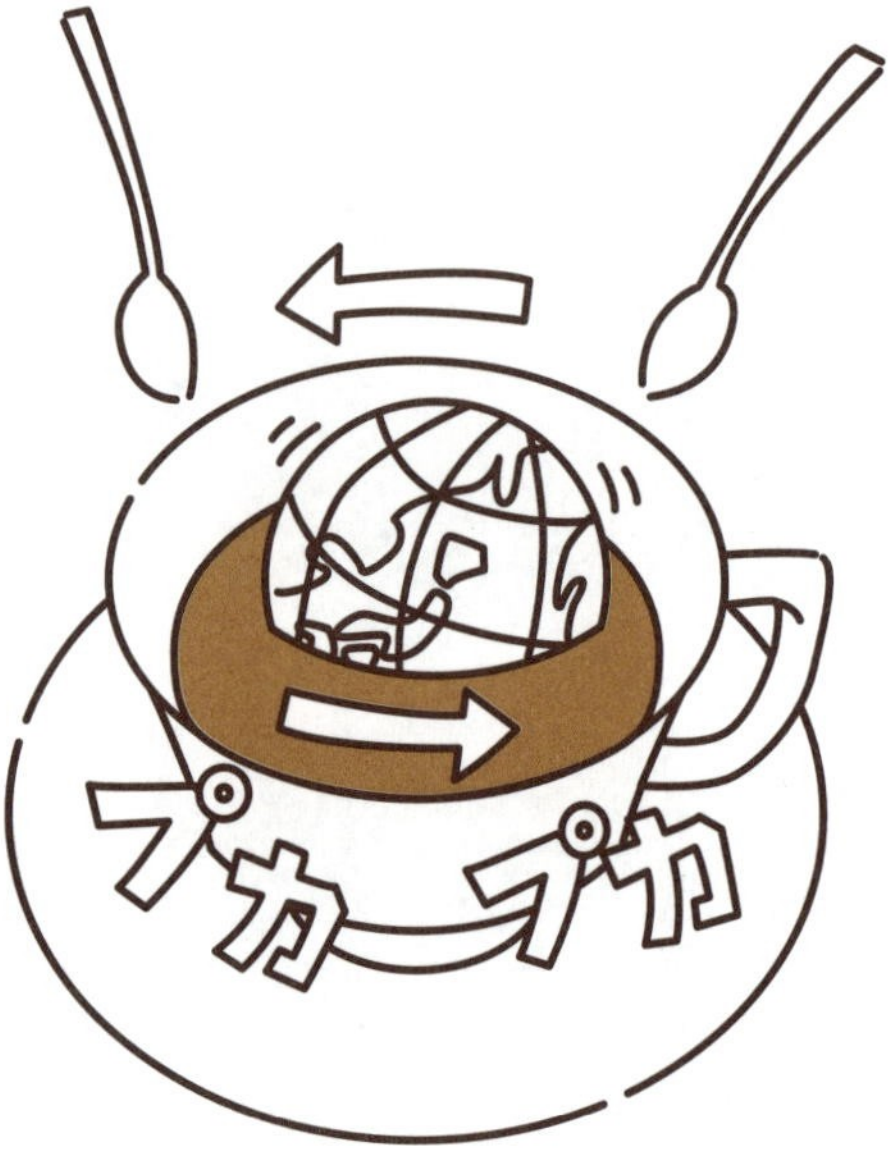
プカープカ

うが、加速度が加わってよくかき混ぜられるのです」

もちろん、これにはまったく科学的、物理的根拠などない。重要なことは権威的なイメージを好む一部の女性を惹きつけるという仕組みである。ブランド好きの女性というのもある種の権威への憧れといっていいだろう。

コーヒーのスプーンを回すという日常のなかに、地球物理学を持ち込むという発想のユニークさを、女性店員に披露して、友達になるきっかけをつかもうというだけのどうでもいい話である。

しかも、そのおかげであれだけ軽蔑の視線を送っていた女性店員も、今や世界的な物理学者と知り合いになれたという喜びに変わっているように見えるという。さすがである、テディ片岡先生の本、というかこの話自体私の創作も入ってますが。

世の中よくよく考えてみればどうでも良いことが多い。

コーヒーカップは、コーヒーが入って飲めればいいというのであれば、どうでもいいし、見た目のキレイさやオシャレさにこだわれば、いろいろコーヒーカップの選択は出てくる。

どこそこの陶芸家の作品ともなれば、さぞかし味も違ってくるなどといわれるが、本当は味が変わるはずがない。ところが、変わったと思ってしまうのが人間の脳のおかしなところ、面白いところではないだろうか。

「あなたの持っているコーヒーカップはあの有名な陶芸家の○○さんのものですよ」と言われた瞬間にコーヒーの味は10倍もおいしくなるわけだ。

だからインチキ地球物理学者が、反時計回りにスプーンを回すと、ミルクがよく混ざり、おいしさが違うんですよと言えば、へーそうなんだと妙に納得して、ミルクコーヒーは、カフェラテに変化してしまうわけである。

脳の持つ判断力は、まあ、その程度であり、絶対的なものではない。特に味などはもっともだまされやすいケースである。

有名ソムリエですら、安いワインのラベルを高級ワインのラベルに貼り替えてしまうと、その先入観で安いワインを良い味だと評価する。ストラディバリウスと最近のバイオリンを評価すると、最近のバイオリンのほうが音が良いと判断する人が多いなど、権威をぶちこわすのは、私としては好きなのだが、人間の判断能力とはその程度のものだ。

脳の絶対的な判断力があったとしても、理性的な部分、つまり情報によって先入観を持ってしまうと、脳の判断力は混乱してしまうということだ。

お医者さんもそのあたりが微妙なことがある。私の外来に長年通って来ている患者さんの家族が、「認知症の専門の先生に診てもらいたいので、紹介状を書いてくれますか?」と言い出した。

(あのー一応、私も認知症の専門で、いろいろな本を出したり、講演をし

たりもしているんですが）ということはぐっと抑えて、

「いいですよ」

と軽い返事。実際にはかなり怒っているのであるが、そこは上級者、顔には出さない。

医療もブランド化が進み、マスコミもやたらにそういった有名ドクターや神の手ドクターを作りたがる。

で、その患者さんはある有名大学病院へ行き、私と同じ診断を受け、同じ薬をもらって帰ってきたのだ。

まあ、それをみてどこか勝利したような気分にはなるわけだが、「ほーら、同じだったでしょう」などと言ってはまだ素人である。「良かったですね、有名な先生に診てもらって」

と共感を示す医者こそが最上級者なのである。むろん、そこに怒りなどみじんも見せてはいけない。

人は自分の行動や判断の正当性を証明したいので、あとからいろいろな理屈を埋め込む。

有名であること、権威的なことに対して批判的な態度を示しながらも、どこかそこに収束して、安心感を得たいのであろう。

であるからして、コーヒーのスプーン反時計回転は決して意味のないことではなく、人に対しては大きな意味を持ってきてしまうのだ。

「何言ってんだよ、そんなものどっちに回しても同じだろうに」と言いながら、やはり反時計回りにスプーンを回してしまうのが人間なんだなあ。

12

近くにカフェができた

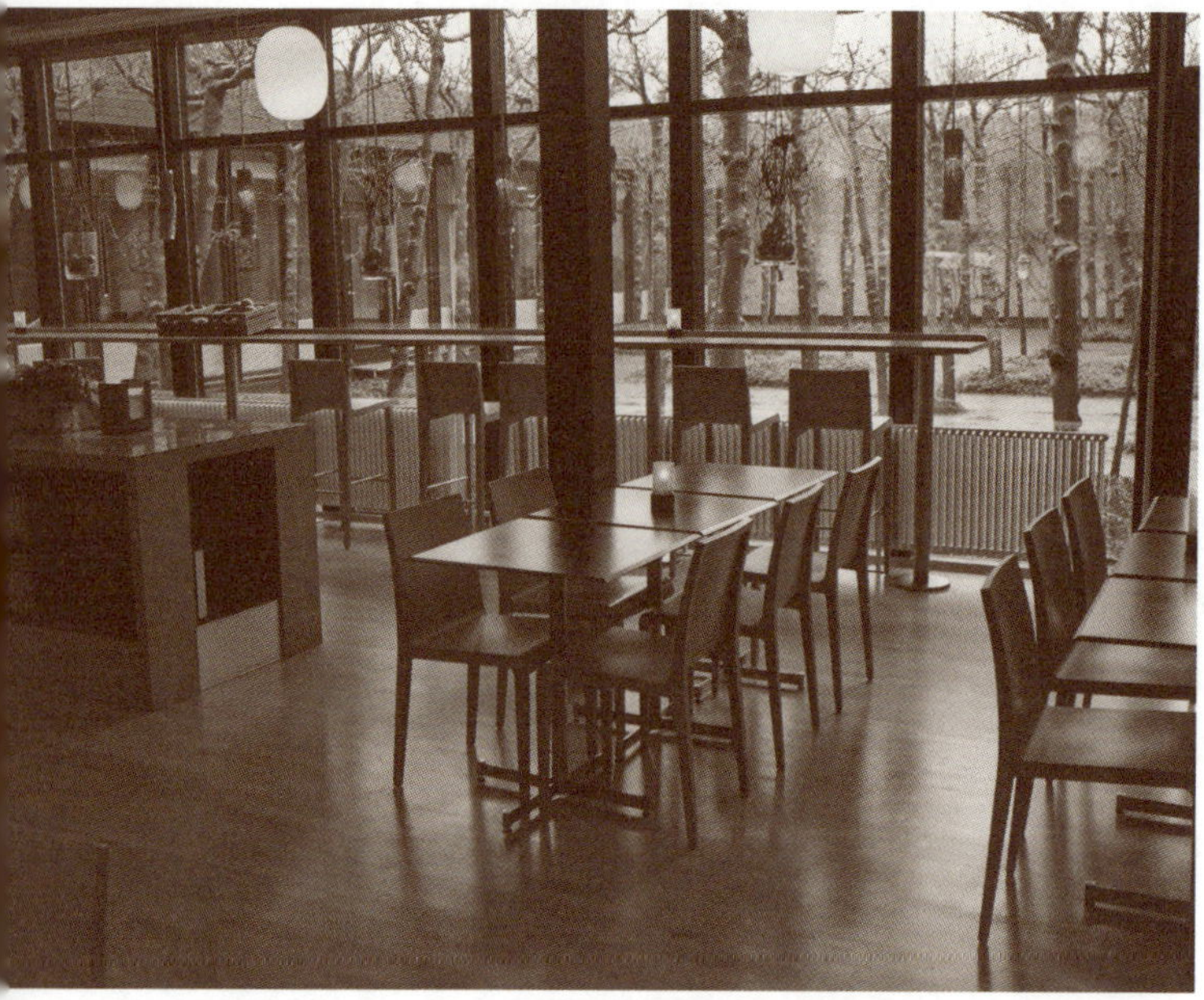

私の生まれは山梨県の甲府、小学校時代は愛知県の岡崎、中学2年のときオヤジが開業するために、東京の西のはずれ、あきる野市（当時は西多摩郡秋多町）に出てきた。

いろいろなところに住んで転校を繰り返す生活であった。だからひとつの学校に通い続けたのは高校になってからだった。

なんでそんなにフラフラしていたのかについては、実に奥深い理由があるのだが、私が通っていた学校のレベルの問題と、オヤジの医者としての稼ぎの問題が関係する非常に難しい話であり、これを書くと今の医学界に衝撃が走るので書かない。

とにかく、いろんなところに住んできたが、結論からいえば都会に住んだことがなかった。東京に出てきたときは、とうとう都会に住めると思っていたら、引っ越しのために乗ってきた電車は東京駅を通り過ぎ、どんどんビルはなくなっていき、次第に緑が多くなった。東京＝高層ビルと信じていた田舎者は、それまでとなんら変わりのない郊外の住宅地に住むことになった。

今の医院があるあきる野市は、多摩川をこえるので、もはや文化圏は山梨かというところであり、事実奥多摩のほうへ行けば武田氏の落人がたくさんいたという。初めて来た人は「自然が豊かで良いですね」と言うが、本当は「いやー東京にもこんなところがあるんですね。まるで田舎だ」というのが本音なはずだ。だからもう田舎でもなんでもいいので、よけいなお世辞など言わず、素直に「実に田舎ですねー」でいいわけだ。

という具合で、ますます都会生活へのあこがれは強くなっていた。

私は19年間勤めた（助教授という肩書きでやめた）大学病院を45歳のときにやめて、作家業に転身した。そのころは大手の出版社から医学ミステリーや医学エッセイの依頼があり、常に10冊以上の原稿依頼を抱えて、最低月一冊本を出しているという状態だった。振り返れば売れっ子作家の仲間入りをしたというわけであるが、そのころは作家で食っていけるのだろうかという心配ばかりしていた。

ミステリー専門の編集者が、「先生ねえ、今はいっぱい編集者が寄ってくるでしょうが、売れないとねえ、さーっとみんな引いていくんですよ。それはまあ恐ろしいくらいです」

と、ニヤニヤして言った顔をいまだに覚えているが、まさにそれは本当になった。当時は脅かしているだけだろうと思っていたし、最初に書いた医学ミステリーがそこそこ売れて、結構イケイケ状態だったのだ。

そして、作家業に転身したときに代々木に事務所を借りた。都会の住宅地域だが、近くにコンビニすらなく都会でありながら、意外に不便な場所であった。

ものごとはなかなか自分では踏ん切りが付かず、行動を起こせないものだ。大学病院にいる医者にとって医局というところは、多くの問題はあるにしろ、居心地が良いところだ。しかし、次期教授が自分のボスではなかったりすれば、自動的に医局を辞めることになる。教授から私のように辞めろと言われたりすれば、一気に区切りをつけてしまえるものだが、普通は医局にいたければ教授の言うことをおとなしく聞いていればいい。おとなしくしていれば、いられるのが医局というところである。

そろそろ別なところに引っ越そうと思っていたが、まあまあの居心地で、15年が過ぎてしまった。

ある日、本当にある日突然、大家さんから手紙が来た。「次に○をつけて返事を送ってください。

1．犬を部屋で飼っている

2．犬を部屋で飼っていない」

信じられなかった。

15年間も家賃の滞納もなく、静かにひっそりと住んでいたにもかかわらず、犬がうんぬんってどういうことなんだ。

住まいとして借りていた部屋は、以前大家さんから犬を飼う許可をもらっていた。ただ事務所として借りていた別の部屋は、同意はもらっていなかった。まあ、住まいとして借りている部屋でOKなのだから、文句は言われないだろうと思っていたし、すでに事務所だけにして1年も経過していたのだから、今さら何を言うのだろうという怒りが込み上げてきた。

大家と店子というのは、やはり信頼関係が必要であり、そういったことを大切にしていくことこそ、地域で生きるということだろう。

ところが平和は、突然の「犬飼ってますか?」という質問でぶち壊された。

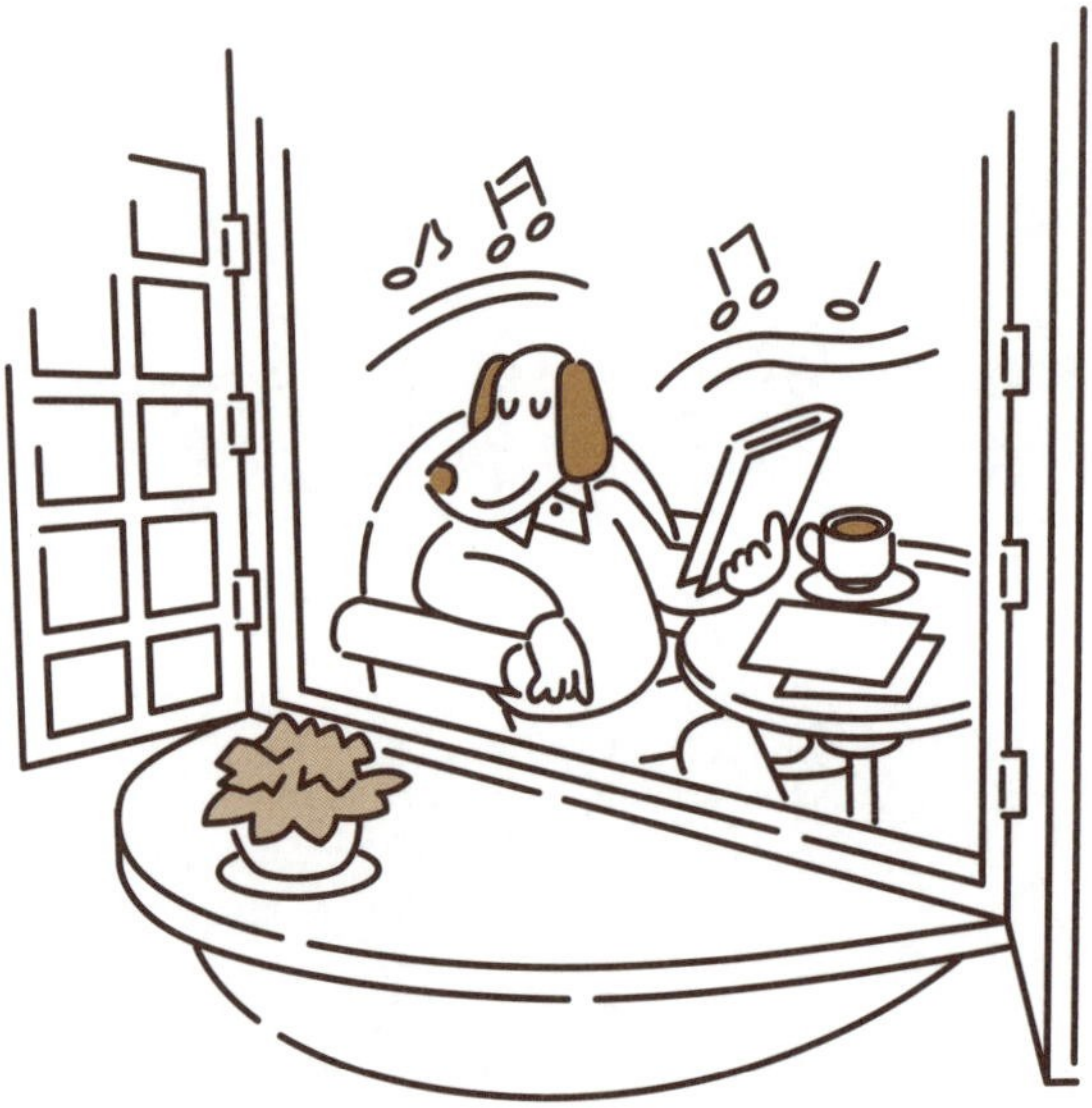

せめて直接言ってくれればと思った。そこで、直接大家さんに電話して、犬が部屋を壊せば、出る時にはそれをこちらの負担で元に戻すという約束で、一応許諾を得た。

しかし、それだけでは私の怒りは収まらなかった。信頼関係があると信じていた人からこれほど大きく裏切られたことは非常に残念でくやしかった。所詮は店子であり、オーナーの意向は絶対的なのだと。都会に自分の所有する居場所を確保しないといけないと思い立ち、近くのマンションを購入しようと探し始めたのだ。

そういった怒りは新しい行動のエネルギーになる。マンションを購入する気もなかったのに、怒りが急にマンションを買うという気持ちにさせてくれたのだ。

マンションを探し始めて2週目くらいに、知り合いの不動産屋のMさんが、駅から徒歩3分の物件が出ましたと連絡をしてきた。

事務所周辺の住宅事情、街の様子は5年間の犬の散歩で歩き回っていたので十分に知っていた。マンションの名前を聞いて、すぐに非常に良い物件だと分った。

だから、Mさんと物件を見に行ってすぐに決めてしまった。決めてしまったというより、こうなったら早く出てやるという気持ちが強かった。退出の場合は、2ヶ月前に文章で不動産屋に出さねばいけないが、その期限ぎりぎりで提出するために、引っ越しの日を先に決め、購入したマンションの改装などすべて済ませて、用意ができたところで、退出の届けを出したのだ。

そう簡単に次の入居者は来ないだろうと思っていたところもあった。しかし、私が出てからすぐに次の人が入居したようだった。

しかし、まあ、この出来事はむしろ私を積極的にさせてくれて、駅に近いマンションに住むことができたのだから、「ありがとう大家さん」ということになる。

人生始まって以来の都内の街中での生活となった。なんといってもコンビニまで徒歩1分、ちょっとしたレストランまで57歩、ラーメン屋まで400歩という恵まれた環境なのだ。歩いて食べ物屋に行けるというのはなんとも嬉しい、いやーよかったよかった引っ越して、感慨深い日々となった。

それでも近くにはオシャレなカフェはなかった。都会の生活にはどうしてもオシャレなカフェが欲しい、オシャレなカフェで原稿書きなどしてみたい。なんでも願えば叶うものだ。念じて3ヶ月目に、駅に向かう途中の道で、新しい店舗ができる工事が始まった。カフェ風の作りである。

で、あるとき工事のおじさんに「ここに何ができるんです?」と聞いてみた。するとと小声で「スタバですよ」と言うではないか。

「えー、スタバ？・」私は思わず、日本のテレビドラマの会話に必ずでてくる、視聴者にミステリーの謎解きを分りやすくするためにやる「復誦」をしてしまった。

「本当かいな？・」と思っていたが、翌週には入り口のところのコンクリートの壁にあのスタバのマークが掘られているのを見て、本当にスタバができるんだと思った。

「ありがとう大家さん」再び感謝。

押し出してくれたから、こんな素敵な環境の街に住めるようになった。

歩いて1分のところにスタバがあるなんて、これこそが長年夢見ていた本当の都会の生活ではないか。

そのスタバは普通の店より高めの価格設定で大人スタバといわれる店であり、今では地域の若者や奥様の集まる場所となり繁盛している。

むろん、私もときどき打ち合わせに使ったり、ランチを食べに行ったりしている。

コーヒーも何種類かの豆から選択できる。

そのスタバの隅に座ってコーヒーを飲むとき、人生ピンチがチャンスなんだとつくづく思うのです。

「ありがとう、教授。ありがとう大家さん」と感謝の気持ちで今日もコーヒーをスタバでいただいております。

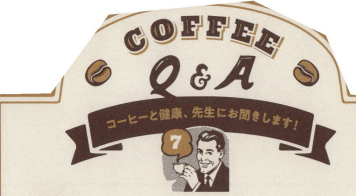

COFFEE Q&A

コーヒーと健康、先生にお聞きします！

7

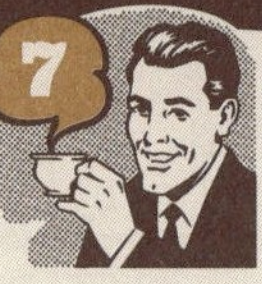

Q　コーヒーに含まれるアクリルアミドという成分に発がん性があるって、本当？

A　アクリルアミドというのは食品を120度以上で加熱するとできる物質であり、野菜炒めや、フライドポテトなどからも検出されます。

アクリルアミドは発がん物質とされ、動物実験では発がん性があるとの報告がありますが、ヒトでは発がんとの関係については確認されていません。

コーヒーのなかにもアクリルアミドは含まれ、浅煎りに比べ深煎りのほうがアクリルアミドの形成を高めます。

しかし、それによってすぐに発がんにつながるわけではないので、コーヒーの摂取量を気にするよりも、バランスの良い食事を摂ることのほうが重要であり、意味のあることです。

1日に5杯までのコーヒーを飲む習慣であれば、死亡リスクを下げることがわかっているので、アクリルアミドの件はまったく問題ないと考えられます。

出典：http://www.fsc.go.jp/fsciis/meetingMaterial/show/kai20160303ik2

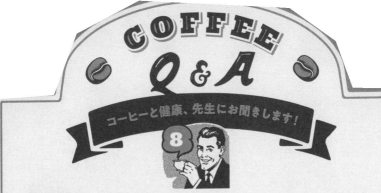

COFFEE Q&A

コーヒーと健康、先生にお聞きします！

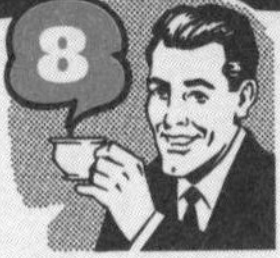

Q 腎臓が悪いのですが、コーヒー成分で腎臓に悪影響があるものは入っていますか？

A コーヒーに含まれる成分で腎臓に影響するのは、カリウムです。カリウムはむくみをとったり、血圧の上昇を抑えたりする働きがあり、人の身体には大切なミネラルの一つです。しかし、腎臓病があると血液中のカリウムが増え過ぎてしまい、痺れ、吐き気、不整脈、心筋梗塞など、様々な障害が出てきますので、カリウムの摂取を制限する必要があります。

バナナ100ｇには360㎎のカリウムが、ブラックコーヒー１杯（150ml）には80mgのカリウムが含まれています。バナナと比較すると分かるように、１杯のコーヒーにはそれほど多くのカリウムは含まれていませんが、それでも、たくさん飲むと影響が出ると考えられます。

特に缶コーヒーとインスタントコーヒーに多くカリウムが含まれるので、気になる場合は、きちんと淹れたコーヒーのほうが良いでしょう。

また、コーヒーに含まれるカフェインには利尿作用がり、身体の水分を過剰に排出するので、腎臓に負担をかけることにもなりますので、腎臓の病気のある人はコーヒーは、ほどほどにしなければなりません。

13 カフェの時代

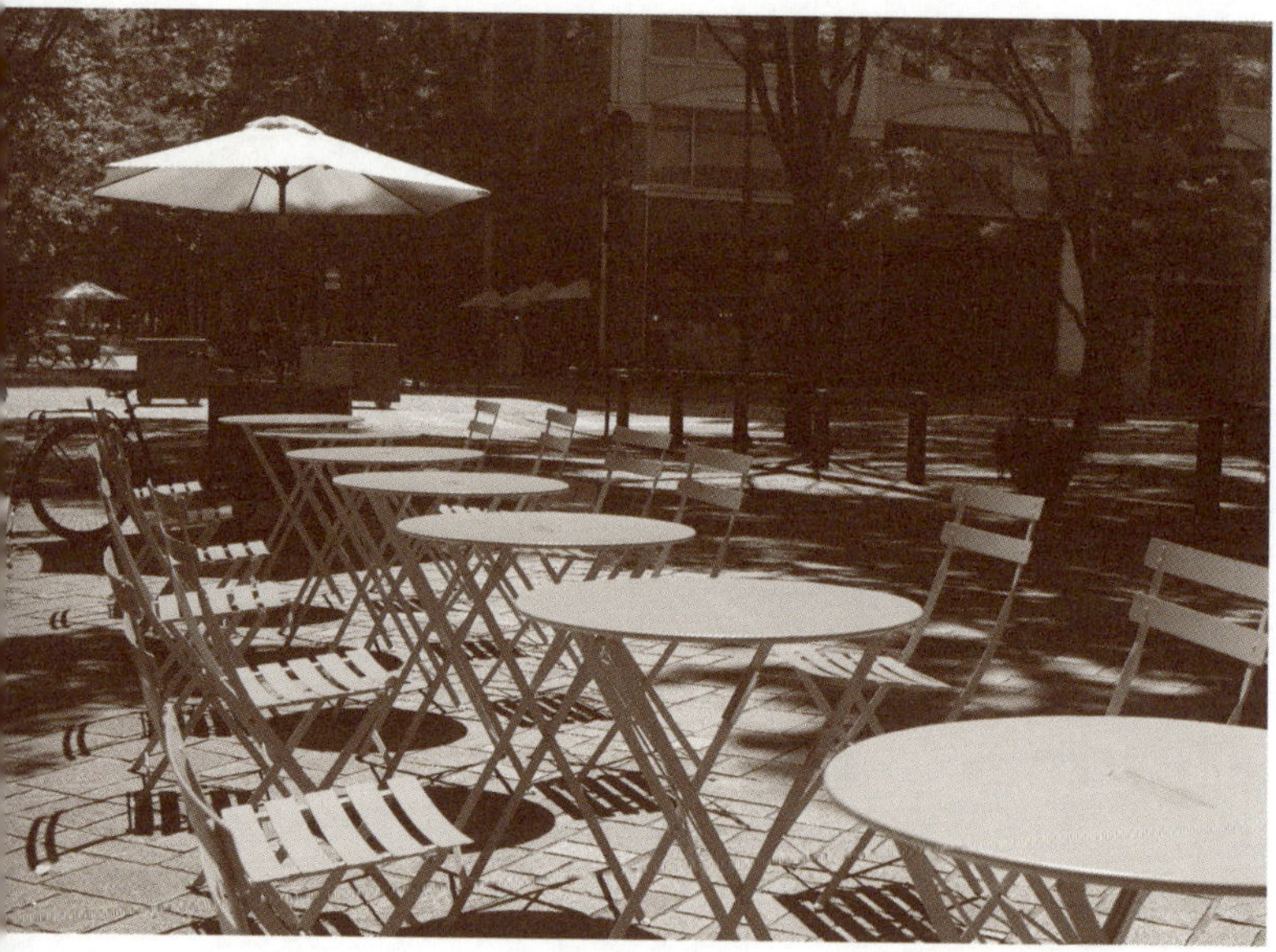

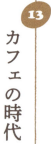

小説の取材のために1996年に、世界一周の客船に乗ったのがきっかけで、クルーズ業界に入り込んで、いろんな客船に乗り、クルーズ番組に出演したり、私が乗った船全部を一冊の雑誌にしたりしたことがあった。

当時は、クルーズが趣味というと「じゃあクルーザー持っているんですね?」という質問をされることも多かった。クルーズはあくまでも乗客として、船に乗って旅をするだけであり、クルーザーはどちらかというといわゆる体育会系で、船を磨いたり、いろいろ海とたたかったりすると必要があるので、相容れない世界である。

と思っていたが、先日のクルーズのとき、クルーザーを持っている方が客船に乗っていた。

また知り合いのなかにはヨットが趣味という方もいるが、こちらは完全に体育会系で、力仕事で船を操るのである。私にはまったく無理。

旅では何もしたくないというのが私の信条であり、客船は乗ってしまえば、毎日別な国や場所へ連れて行ってくれるので、楽ちんな旅である。

「そんなに海の上にいて退屈しないですか?」という質問があるが、1週間から10日間くらいの短いクルーズは、たとえば飛行機でベニスまで行き、そこから船に乗ってイタリアを1周するというようなものが多い。

基本的には朝港に着いて、上陸して1日その町で遊んで、夜には船に戻り、船は夜航海して、また翌日は別の国や港に入っていく。これを繰り返すのがショートクルーズである。

だからずっと海にいるわけでもなく、朝になれば、張り切って下船して街歩きになる。

だからクルーズは意外に歩く旅である。一度歩数計をつけてみたら1日3万歩ということがあった。これは最近の大型船は15万トン、全長は350

メートルくらいあるので、ちょっとした町のようなものであり、食事やエンターテイメントを楽しむために、船内を徒歩で移動することが多いからである。

で、なんといっても街歩きが楽しいのがクルーズということになる。

私のお気に入りはコートダジュールと呼ばれる南フランス、ニース、カンヌ、サントロペというあたりだ。

ここで驚くのは圧倒的なカフェの多さ。カフェというかレストランかもしれないが、路上に椅子とテーブル、日よけを出して、そこでコーヒーやら食事をしている。日本では何かと規制の問題で、路上に椅子やテーブルを出せないのだろうが、ヨーロッパでは、店の前の道路部分はどうも、その店の権利のようで、椅子やテーブルを外に出せる。

カフェというのは路上でコーヒーを楽しむ場所であってこそ王道である。

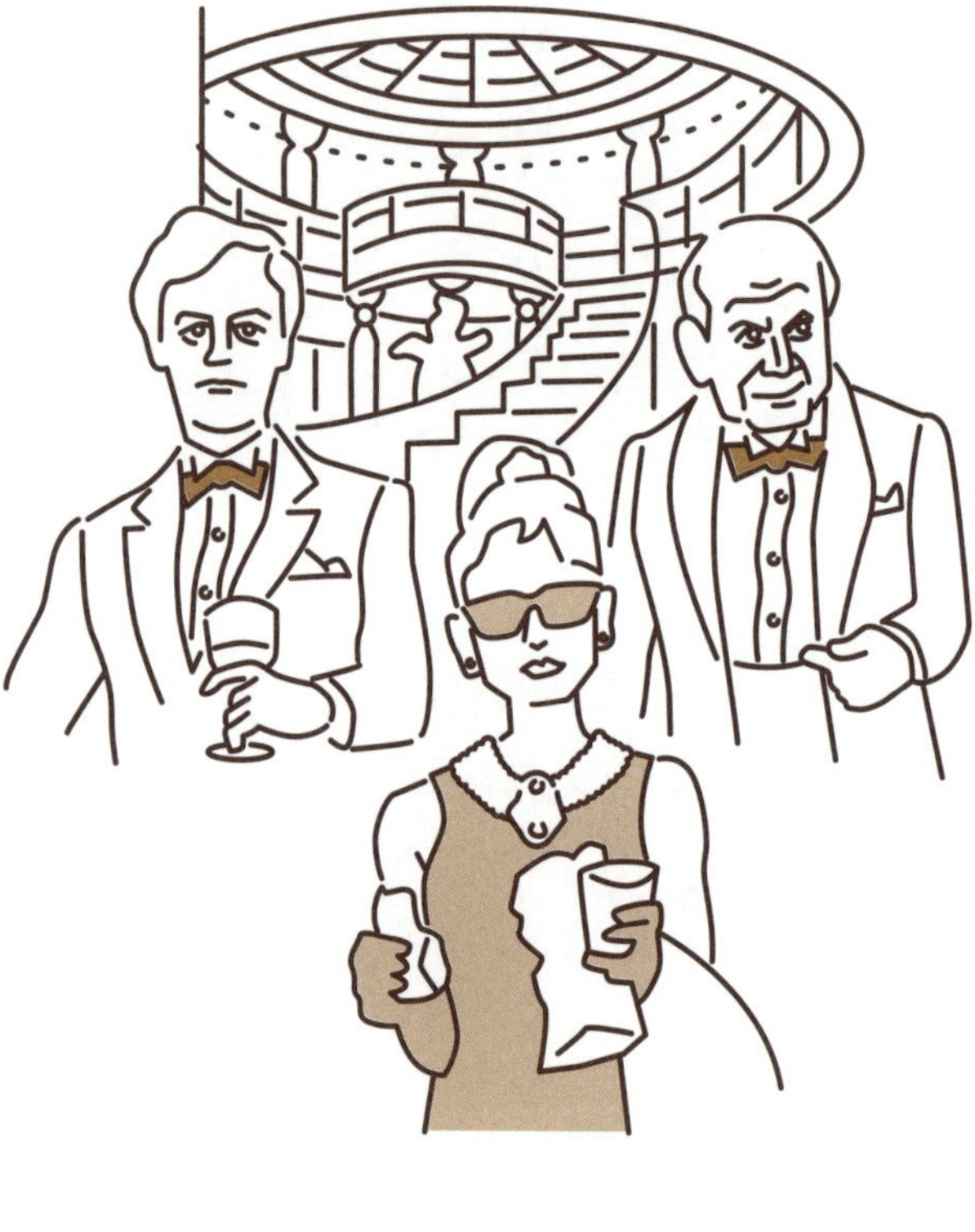

そこに座って、友人と話をしていることが、カフェの意味でもあるだろう。もちろん、ぼんやりして外の風景を眺めているだけでも、良い感じ、オシャレな感じということになるが、日本人にはまだまだなじみが少ないので、そこでコーヒーを飲む自分が格好良いと思い、すぐに自撮りして、SNSにアップしたりして、「今、サントロペのカフェにいます」と自慢したくなるのだ。

かく言う私も自撮りしてすぐにFacebookなどにアップしている。

「いいだろう、私はこんなオシャレなところにいるんだよ」と、まあ、やってしまうのだが、それはまだまだ初心者でしかない。

どんなオシャレなカフェだろうと、そこにいる時間を楽しむ、そこの店員と冗談を言う、隣の客としゃべるというのが上級者であろうし、ただ黙って本を読むというレベルが最高なのだろうが、まだまだその域には達していない。

私は自撮りレベルのカフェ利用者でしかない。

世界には、有名な画家たちが通ったカフェというのが現存したり、再現されたりしている。バルセロナにある「クァトラ・ガッツ」(4 Gats)は、ピカソが若いころによく通ったカフェとして有名。フランスのモンパルナスには世界4大カフェというのがある。

まずは、ラ・ロトンド(La Rotonde)、真っ赤な外観が有名。有名な割りには普通に入れるようだ。ル・セレクト(Le Select)、ヴァヴァン駅前にある老舗のカフェで、ピカソやモディリアーニなどの文化人が通っていたカフェとして知られている。ラ・クポール(La Coupole)、ヴァヴァンの交差点にあるお店、やはりピカソが通っていたという。ル・ドーム・モンパルナス(Le Dome Montparnasse)、サルトルやヘミングウェイなど、多くの有名人が集ったという。

とまあ、有名なカフェはいくらでもあるだろうが、ひねくれ者の私としては、そういうカフェにわざわざ行くこともない。テキトーに寄港地のカフェを歩くのが基本で、先日もサントロペに「ブルガリ・カフェ」とあったので、あの表参道にもあったブルガリのカフェだと思ったら「BIGLARI」カフェだった。まあ、カフェの散策というのはそんないい加減なものでいいじゃありませんか。

そこで政治やアートについて議論することもないし、街歩きしている人についいて、あの人はお金持ち風だとか、どうしてあの2人がくっついているんだろかという、まったくどうでもいいことの議論が実は楽しく、時間を忘れさせてくれる。

『ティファニーで朝食を』という映画の「ティファニーって何?」というレベルであった私も、日本でもあの水色の宝石店として有名になったら、ああ、あの映画のティファニーねということになった。

最近ニューヨークのティファニーでは食事もできるようになったので、何事にも勢いで行動する私は、実際にニューヨークまで朝食を食べに行きたいと思っている。まったくそれだけのことにお金と時間を使うようなことをしてみたいものである。

ニューヨークまでビジネスクラスでいけば、往復60万円くらいかかるだろうから、たった1杯のコーヒーのためにそれをつぎ込むのも格好良いんじゃないかと思っているが、まだ実現していない。

ところが、もっと簡単にティファニーで朝食を食べることができることが判明した。クルーズ系の情報だが、シンガポールあたりを拠点にしているクルーズ船の中にティファニーのカフェがあり、あの水色っぽいインテリアで写真が撮れることがわかった。

こっちのほうがお安く行けそうである。そのクルーズ船は飛行機のビジネスクラスより断然お安いので、「船上ティファニーで朝食」のほうが可能性が高くなってきた。

世界中のカフェでどう遊ぶか、結構これも私のこれからのテーマになってきている。

日本でも素敵な店が増えてきてはいるが、カフェでもっとも重要なことはストーリーである。ピカソが来ていたという事実には、どんなカフェもかなわないわけだ。そんなストーリーをカフェに求めて、世界をさまよい歩くことにしよう。

14

認知症とコーヒー

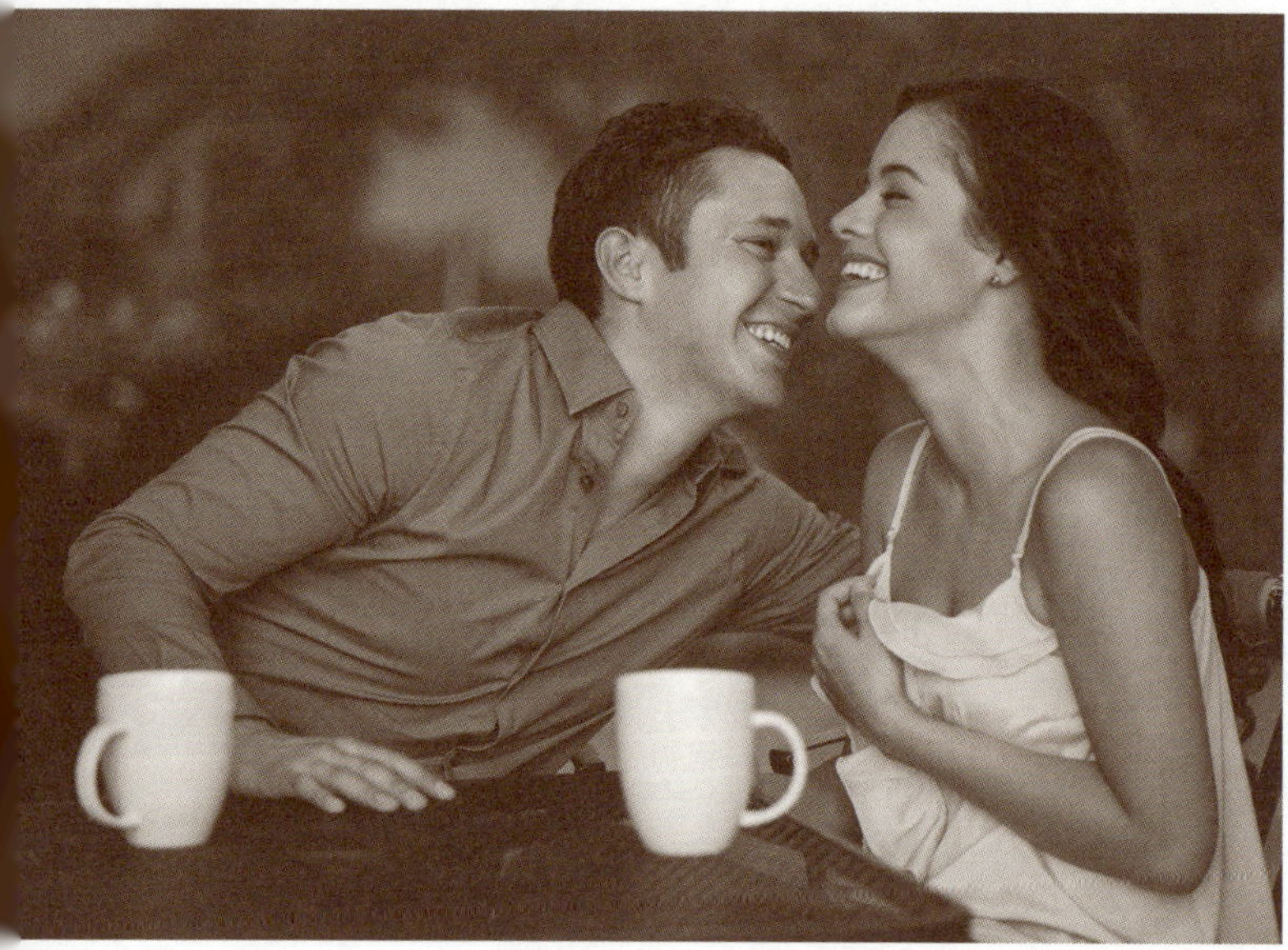

ここ10年で認知症の研究が進み、本当の意味での特効薬が出てきそうな勢いであった。

私も講演会で「あと10年ぼけなければ、認知症は治療できるようになります」というようなことを言ってきた。

しかし、それで10年経ってしまった。各製薬会社の認知症の治療薬開発も、あまりに費用がかかってしまい、外資系の大手が研究開発を中止するということにもなってきた。

認知症の原因は、アミロイドβというゴミのようなものが神経細胞の周囲に溜まっていくことが原因と考えられており、アミロイドβをいかにできないようにするか、いろいろな薬が試され失敗に終わってきた。

最近ではアミロイドβの問題だけでは、認知症の原因を除去できないと言われ始めた。認知症の原因は実に複雑であり、感染症のようにこの細菌が原因とか、このビタミンが欠乏しているからという一元的な病気でないことが、治療をより難しくしているようだ。

だからさしあたり、特効薬は登場しないので、予防しかないだろうということになる。

運動、頭の使いかた、食事、このあたりが予防につながっていくことは事実であるが、これさえ食べれていれば、ボケないというわけにはいかない。テレビ的にはこれを食べて、こんな運動の仕方をすればボケないと、いろいろな偉そうな医者が言っているが、その根拠はほとんど怪しいし、自分の経験論でしかない。

これだけ研究しても原因がはっきりしないのだから、逆にいえばみんなが適当なことをいえてしまうのだ。

ダイエット法も同様。どれも究極のダイエット法でないから、いろいろな怪しいダイエット方法が次々に出てくるのも当然といえる。

肺結核の治療薬が出現して、一気に肺結核の研究者がいなくなった。当たり前である。治療が可能になればもはや研究してもしょうがないのだ。むろん薬の効かない肺結核というのもあるが、全体の数からいえば非常に少数であり、研究対象としては少なくなってしまう。

認知症は究極の治療方法がないから、大勢の人たちがいろいろなことを言い、そこにビジネスチャンスも生まれるということだろう。

そんななかで、コーヒーを飲んで認知症を予防できれば、そんな良いことはないだろう。

コーヒーを飲めばボケない、そんなことになれば、コーヒー会社としては最高であろうが、まあ、そこまでは言えない。

オランダ国立公衆衛生環境研究所の研究では、コーヒーを飲む人のほうが飲まない人よりも、認知機能の低下が少ないということが報告されている。

つまり完全な予防にはならないが、飲まないよりは、飲んだほうが良いという具合だ。

この研究は10年間追跡し、ＭＭＳＥ（短期記憶や物忘れの程度をチェックするもの）で、コーヒーを飲む人はＭＭＳＥが平均１・２ポイント低下したのに対して、飲まない人は１・４ポイント低下した。また、コーヒーを１日３杯飲む人の低下がもっとも少なく０・６ポイントだった。これは飲まない人と比べると４・３倍低下していないことになるという。

この効果はカフェインだけでなく、コーヒーに含まれるマグネシウムやポリフェノール酸も関与していると考えられている。

こうなれば、コーヒーも一層飲む気になるというものだろう。

緑茶じゃ駄目かと思っていたが、東北大学医学部の社会医学講座公衆衛生

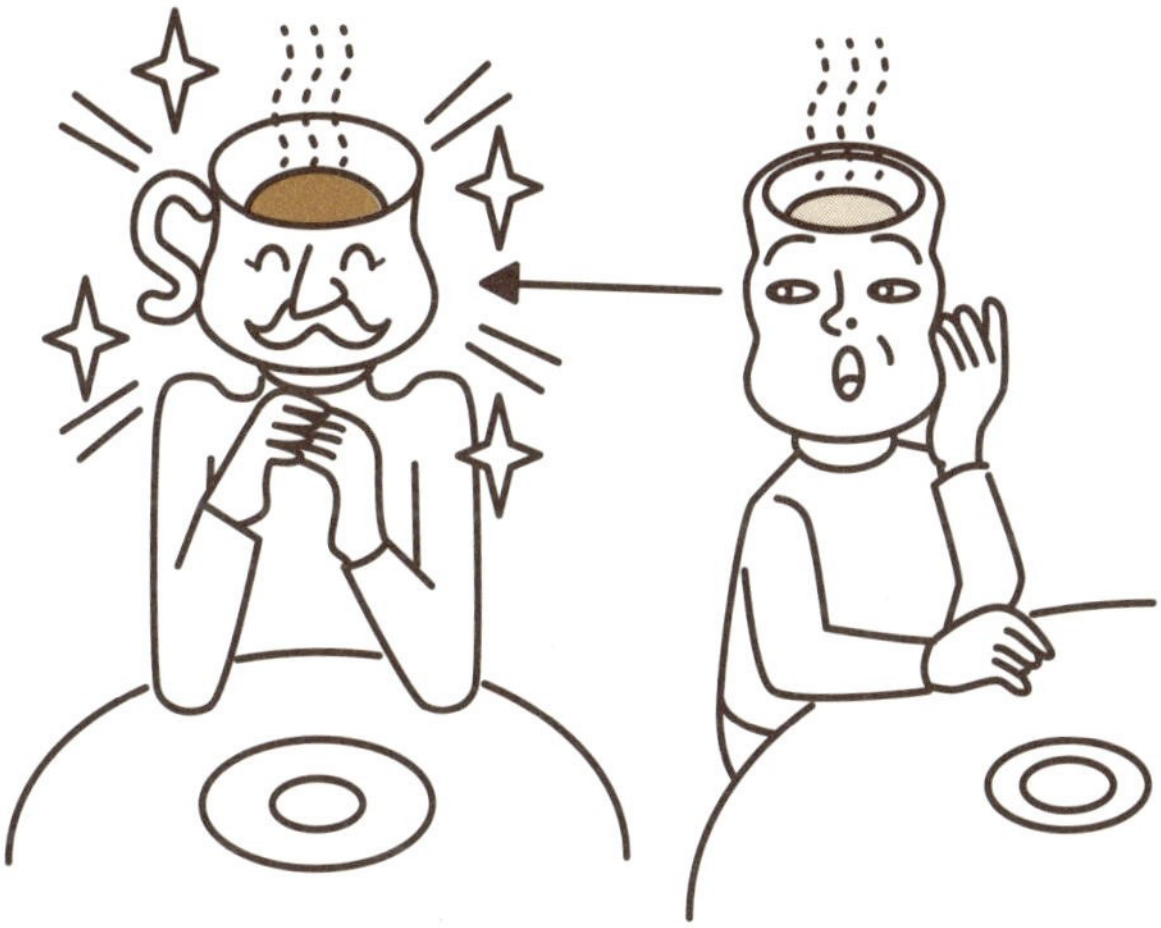

学分野の栗山博士の研究グループが行った試験で、緑茶を1日2杯以上飲めば認知障害のリスクがもっとも低くなるという。

これは先に述べた追跡調査ではないので、疫学的には信頼度は低くなるが、結局は緑茶も飲みましょうということだ。残念ながら10年の追跡調査は非常にお金もかかり、緑茶での大規模な信頼度の高いデータがない。

さらに、ここではコーヒーやお茶の飲みかたは問題にされていない。

私が考えるに、重要なことは、誰とどう飲むかではないだろうか。スタバで壁を見ながら1人で飲むのと、友人たちとワイワイやりながら飲むのでは脳への影響が変わってくるはずだ。いやな上司とコーヒーを飲んでも、どう考えても脳に良いわけがない。

会話自体が脳を刺激することは分っている。つまり、コーヒーであろうとお茶であろうと、人と会話する時間をゆったり持てることにも重要な意味があるだろう。そのあたりは、こういった食事系の疫学調査では調査しきれない。

まあ、少なくとも、仕事の合間にハアハア言いながらコーヒーを飲んでいる人と、ゆったりしたカフェで心地よい音楽を聴きながら飲んでる人では、ずいぶん差が出るように思うが、今のところそんな調査はないようだ。

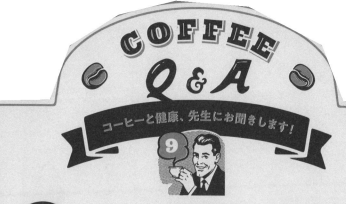

COFFEE Q&A

コーヒーと健康、先生にお聞きします！

Q　カフェインは心臓の血管に悪いと聞いたことがあるのですが、本当？

A　コーヒーを飲むと、カフェインが交感神経を刺激して一時的に血圧が上がります。しかし、これは一時的な作用であって、習慣的に飲んでいると慣れが生じて、血圧変動は小さくなってきます。

最近の調査では、コーヒーを1日3～4杯飲む人は、ほとんど飲まない人に比べて心臓や脳血管、呼吸器の病気で死亡する危険性が4割ほど減るとしています。これはコーヒーを飲む量が適量ならば、死亡の危険性は減るということです。

このようなことを考慮すると、カフェインの直接的な作用よりも、クロロゲン酸のようなコーヒーのほかの成分が、心臓の病気に対しては予防的に働くと考えられるので、積極的に摂取したほうが良いといえるでしょう。

出典：Fukushima Y et al. J Agric Food Chem 2009; 57: 1253-1259

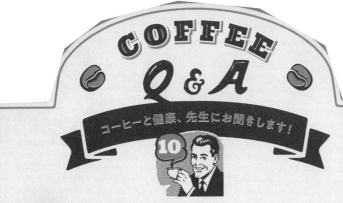

COFFEE Q&A

コーヒーと健康、先生にお聞きします!

10

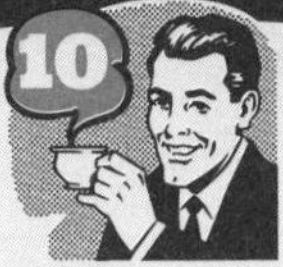

Q 動脈硬化や糖尿病に
コーヒーが効果的だと聞いたけど、本当?

A 糖尿病は脳卒中、心筋梗塞など様々な合併症をひき起こすために寿命が短くなってしまいます。したがって、糖尿病に効果的ということをいうためには、死亡のリスクが減ることを証明しないといけません。

コーヒーを1日1杯以上飲む糖尿病の女性患者は、まったく飲まない女性に比べて全死亡リスクが約5~6割低下するという研究※1)があります。これによれば、カフェインが女性には有益に働くと考えられています。

また別の研究※2)では、コーヒーを「1日3~4杯」飲む人は、「ほとんど飲まない」人に比べて、肥満が原因となる2型糖尿病を発症するリスクが、男性で17%、女性で38%低下するとしています。コーヒーを飲むことによって、ストレスで増えるコルチゾールの活性化を妨げ、血圧の上昇を抑えるためと考えられているのです。

また、動脈硬化が原因で起こる脳梗塞は、コーヒーの摂取量が3~5杯程度までならば、量が多いほど発症が減ることが分ってきており、コーヒーに含まれるクロロゲン酸などのポリフェノールが、動脈硬化に対して抑制的に働くと考えられています。

出典:1)第53回欧州糖尿病学会(EASD 2017、9月11~15日、ポルトガル・リスボン)/São João 病院(ポルトガル)João Sérgio Neves 氏著　2)「JPHC 研究」(2009年)/(当時)国立国際医療研究センター 野田光彦氏らの著

15

イタリアバールのコーヒー

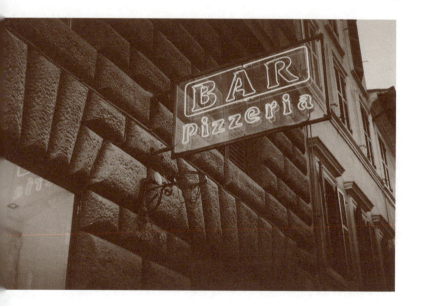

イタリアへ行くと「ＢＡＲ」と書かれた看板のある店があり、日中から酒を飲んでいるとは、なんと大らかな国だと思ってしまうが、イタリアのバールは日本でいうところの喫茶店に近い場所だとわかってくる。失礼しました。日本の喫茶店だと、なんとなく機嫌の悪そうな店主が、ドリップ式のコーヒーを時間をかけていれてくれる。そのドリップの儀式も日本的ではあるが、むろんそう簡単にコーヒーは出てこない。「簡単に出てこないところに価値があるという価値観か？」と思ってしまう。しかし、アイスコーヒーは作り置きですぐに出てきたりすると、ありがたみがなくなってしまうが……。店内は静かであり、ジャズかクラシックの音楽がかかっている。どこか神聖な場所でなくてはいけない雰囲気が漂うのだ。

昔、本を探しに神田まで行き、疲れて入った喫茶店では、確かにコーヒーがおいしかったが、その店内にはどことなく緊張感が漂う雰囲気があり、やすらげる感じではなかった。

椅子に座ってもコーヒー豆の選択から始まり、喫茶店でコーヒーが飲めるまでは大変な作業だったのだ。

面倒くさがりの私としては「早くコーヒー出してよ」という感じだったから。

ところがイタリアではカウンターの前に立てば、黙っていてもエスプレッソが出てくる。バールにはいろいろな種類があって、カフェ・バール、アイスクリーム中心のジェラテリア・バールなどがあるようだ。イタリアで「カフェ」というと、店ではなくコーヒーのことを意味していて、カフェ＝「エスプレッソ」になる。エスプレッソは専用のエスプレッソカップで飲む。容量は20〜30㎖で、まるで小児用のシロップの風邪薬レベルである。結構ケチケチしてるんだと思っていた。

しかし、そういった入れ物というのは、その飲み物に適して変化してきたのだ。ワイングラス、一合枡、とっくり、ウイスキー水割り用のグラスなど、その1杯が実はアルコールの適量であることが多く、それ以上飲むと、アルコールは病気のリスクになってしまう。

まあ、酒を飲める人が1杯だけとはいかないので、結局酒を飲むことは病気のリスクになってしまうのが本当のところ。

さて、エスプレッソだが、豆を深煎りにして、極細挽きにする。コーヒー豆は約7～9gを使用する。抽出温度は約90度で、そこに約9気圧の圧力をかけて20～30秒で30㎖ほど抽出する。これはほとんどメカでやるから使うほうはまったくわかっていないなし、音がうるさいなあくらいにしか思わない。

スタバでカンカン音を立てているのは、コーヒーの残骸を捨てている音で、あれも結構うるさい。

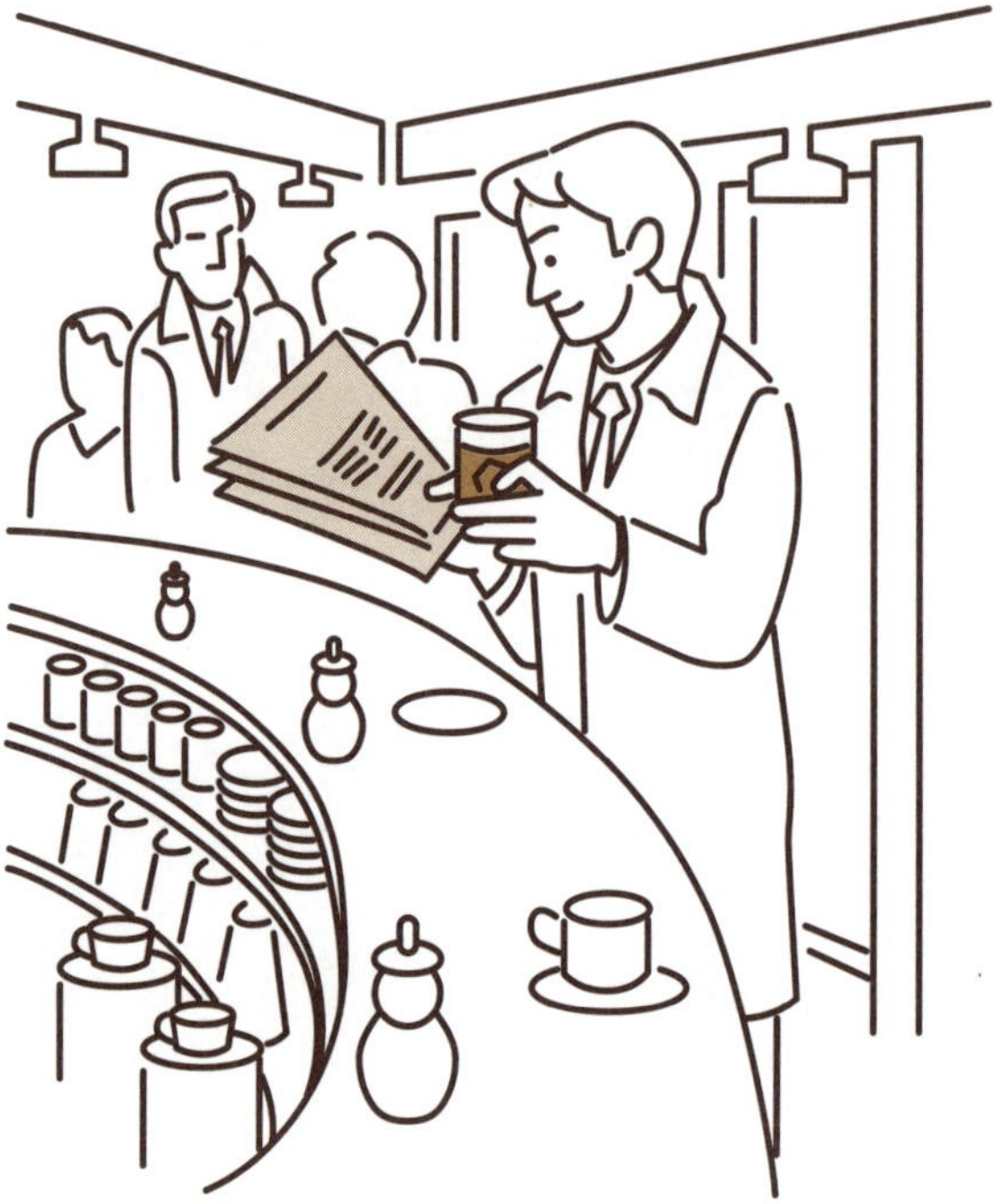

エスプレッソの量をそんなに少なくしないで、もっと量を増やせば良いのではないかと思うが、量を多くするとできあがるまでに時間がかかってしまい、コーヒー豆のえぐ味なども強く出て、味が落ちてしまうのだ。なんであんなに小さいカップで飲んでいるのかと思っていたが、保温の問題もあって厚みのある小さなカップになっている。

世の中にはやはりそれなりに理由があるんだと思う。

エスプレッソは意外にも最近の発明で、1901年にルイジ・ベゼラが高圧力でコーヒーを抽出できる方法を開発した。その後、デジデリオ・パボーニが1906年のミラノ万博に「ベゼラ」というエスプレッソマシンを出品して、エスプレッソが始まった。

私が生涯の趣味と思っているクルーズの船旅がある。船でイタリアの港に寄港すると、日中は街を歩き回る。バールに行くと、椅子に座る人は少なく、カウンターで日本でいうとおちょこのような感じの小さい入れ物に入ったエスプレッソをカウンターのテーブルに置き、ずっと立ちっぱなしで新聞を読み、友人と話をしている。

なかには、ぐい呑みのようにして1杯あおってすぐに出ていく人もいる。ショットグラスで1杯のように見えて、最初は酒を飲んでいるのかと思っていた。

本当に座る人が少なく、立ちっぱなしで新聞を読んで、エスプレッソを1杯飲み干すと、そのまま店を出ていく人が多い。

つくづく感じるのはヨーロッパ人は立っている文化で、日本人は座る文化だという違い。

寄港地ツアーで街歩きを集団ですることがあるが、ヨーロッパ人はずっと立って話を聞いているが、私などすぐに椅子を探したくなる。以前折りたたみ式の椅子を持ち歩いて、ツアーに参加していたことがあった。立ちっぱなしの生活習慣にはいまだになかなか慣れない。

イタリアではエスプレッソ１杯の値段が１ユーロくらいと決められている。それくらい当たり前の飲み物になっている。でも、日本ではお茶はただという感じだろう。レストランへ行くと、だまってお茶が出てくるのは日本くらいだ。そういう意味ではやはり日本の文化はすばらしい。

バールだと席に座ると別料金をとるようだが、日本では座ってお茶を飲むだけではお金はとらない。

バールの基本は、カウンターで立ち話をして、１杯のエスプレッソを飲むところなのだろう。日本の喫茶店が持つ、あのなんとなく暗く静寂な様子と比較すると、コーヒー文化はずいぶんと違うものだと思う。

16

コーヒーと記憶

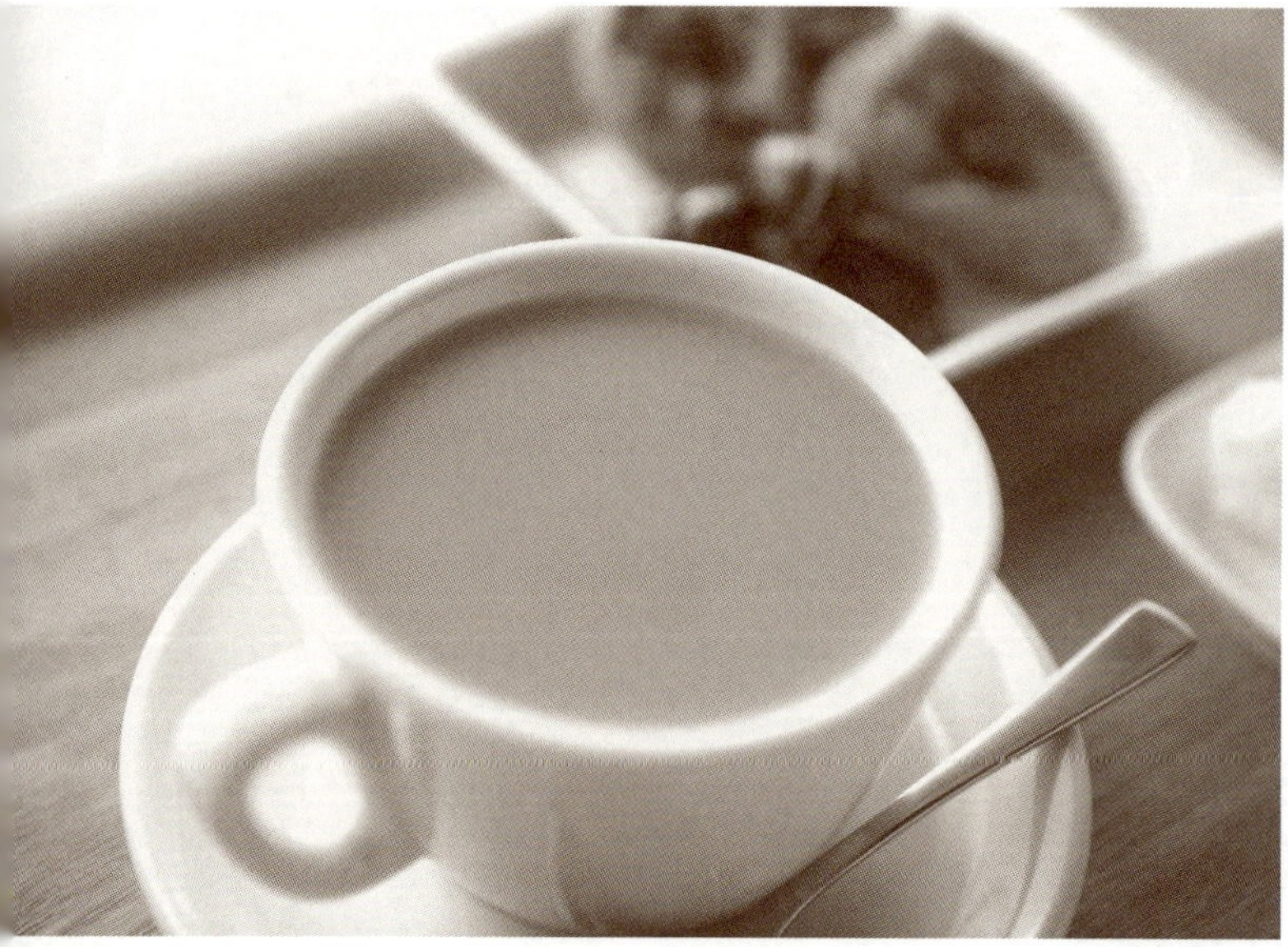

どんなに診察室が混んでいても、なぜか午後6時には診療が終わってしまう。

患者さんはちょっとでも遅れると診てくれないと知っているのか、あるいは、夕方行ってもあそこは駄目だと思われているのか分らないが、とにかく午後6時には終わるのだ。

診療を終えると、診療所から自転車で300メートル先にある自宅に戻る。そんな距離歩けばいいだろうとよくいわれるが、日中は自宅には人がいないので、アマゾンからの宅配は診療所で受けとるようにしている。その荷物を自宅に運ぶことが多いので、自転車にしているのだ。その自転車は、誕生日に医院のスタッフからプレゼントされたもので、前後にしっかりした籠がついてるのだ。

その自転車に乗って、ゆらゆらしながら家に戻る。その道の両側では夕飯の支度が始まっていて、カレーや味噌汁の香りが漂ってくる。いいなあとつくづく思う。

子供のころ、家に戻れば夕飯の支度ができていて、帰ると同時に食事ができた。

親と一緒に食事をしたという当たり前の記憶と懐かしさが、そんな夕飯の支度の香りで、一気に蘇ってしまう。

香りと記憶は結びつきやすい。というのも嗅覚神経は途中で神経の連絡線維（電線みたいなもの）を変えないで、一気に嗅覚神経の中枢に入っていく。同時に周囲の自律神経、記憶に関係する海馬などの情報も入っていく。だから香りが記憶を思い出させる刺激になっていくわけだ。

残念ながら、今は夕方家に戻っても夕飯はない。できていない。誰もいないのだ。まあ、愛犬の豆柴、たび君はしっぽを振って出迎えてはくれるが、たび君には夕飯の支度はできないので、私の夕飯はないというわけだ。

なぜ？　女房は仕事の関係で都内のマンションにいて、私は月曜から木曜日までは自炊生活というと聞こえが良くないので、ゆったりした独身生活を過ごしている。

基本は「ご飯はない」。だからこそ、途中の道すがら漂ってくる味噌汁の香りが、どこか切なく悲しいわけだ。

家に戻る途中、今夜のご飯のメニューなどを考えるのだ、冷蔵庫に何が残っていたかなと。ここで地域を支えるお医者さんが疲れて帰ってきたのにとか、元医学部の助教授だったのにとか、作家としても活躍しているのにとか、テレビの健康番組にも出た医者なのになどと、感傷的に考えてはいけない。

「テレビに出ていたあのお医者さんは今」という番組に、顔を隠されて出演などしてもいけない。

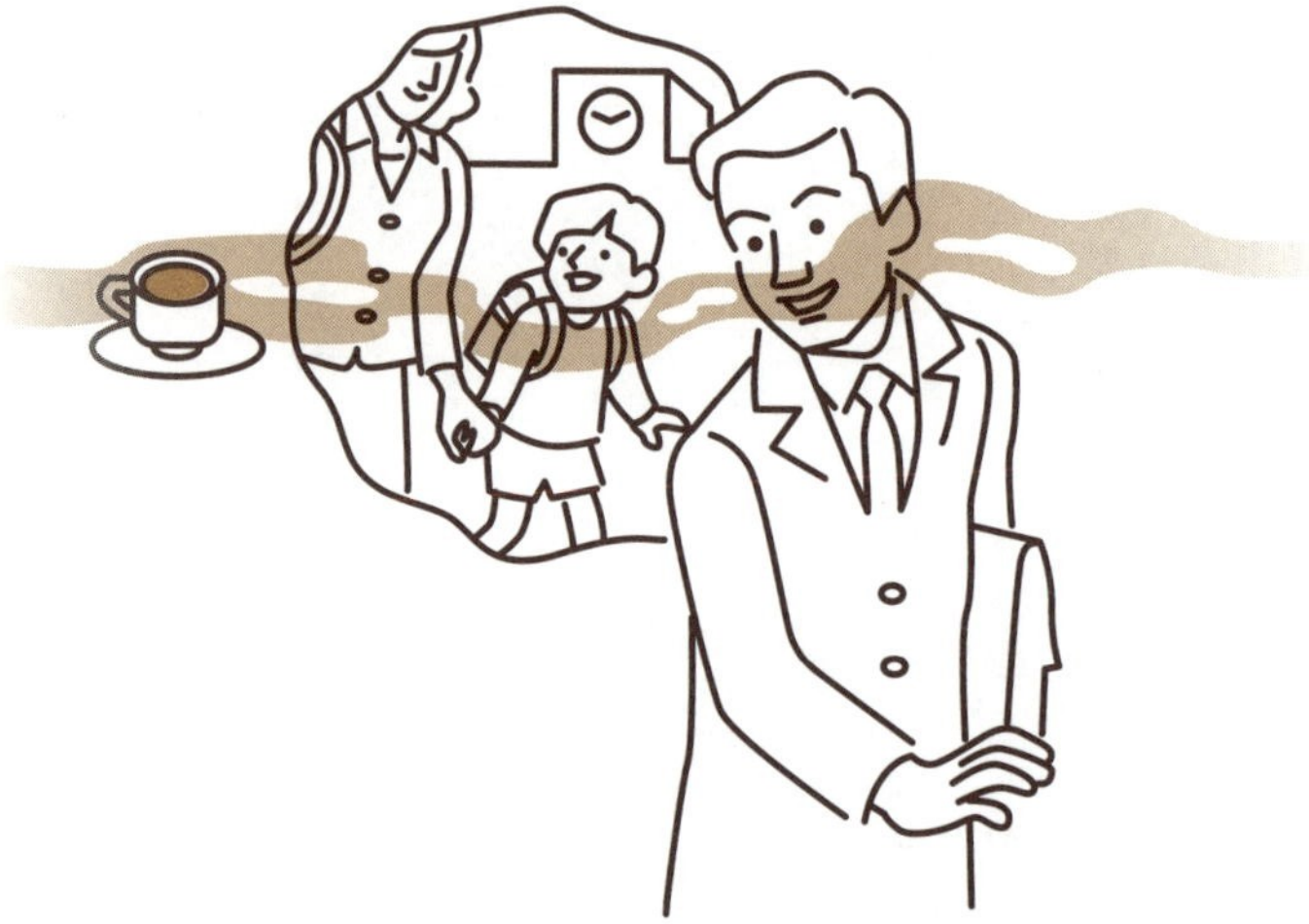

家に戻れば、さっきまで患者さんを診察していた様子はまったく見せず、実にクールな表情をして、冷蔵庫を開けて黙々と夕飯を作る。いやーむしろ格好いいじゃないかと思いながら食事を作るのだ、ということにしないと寂しいじゃありませんか。

胡椒と塩はかなり高いところから振りかけながらね。本人はそれがシェフみたいで格好良いと思っているだけ。

人生はずっと同じようにはいかないし、時代とともに変化して、その状況をどう生き抜くかであるし、まあ、そこまで大げさに考えるのではなく、その状況を楽しむことだ。

ということで楽しく夕飯を作り、制作時間20分、食事の時間5分で食べ終えて、夕飯の最後はコーヒーを飲む。

最近買ったばかりのエスプレッソマシンでいれるから、スイッチを押すだけだ。ガーガーうるさいが、それなりにおいしい。

コーヒーの香りは味噌汁とは違った記憶を呼び覚ます。昔はコーヒーといえばインスタントコーヒーを意味していたし、その時の記憶のほうが鮮明だ。過去の子供のころの記憶は歳をとってもいつまでも蘇ってくるが、その手がかりを与えるのがコーヒーのような印象深い香りである。

私が子供のころは、まだインスタントコーヒーさえ珍しい時代でもあり、どこかよそ行きの印象深い香りだった。

もっとも子供のときはミルクコーヒーのほうが先にある記憶なのかもしれないが、時代とともに大人の飲み物が次第に普通に飲めるようになった、子供から大人への記憶である。

一人で作る夕飯も、結局は記憶とともに親との食事を思い出す時間になることが多い。
最近はコーヒー自体に記憶力を良くする物質も見つかっている。だから
コーヒーで記憶を呼び覚ますと同時に、脳の記憶力も鍛えることになるのか
もしれない。
思い出とともにあらんことを（フォースとともにあらんことを）

米山公啓（よねやま きみひろ）
1952年生まれ。作家・医学博士。専門は神経内科。1998年に聖マリアンナ医科大学内科助教授を退職。東京都あきる野市の米山医院で診療を続けながら作家活動を行っている。著作は280冊を超える。主な著作には『もの忘れを90％防ぐ法』（三笠書房）、監修した『脳がみるみる若返るぬり絵』（西東社）はシリーズ合計13万部を超えている。

装丁・本文デザイン／長谷川昌宏
本文イラスト／岩沢明夫
編集・制作／㈲イー・クラフト（鈴木幸雄・後藤鈴子）

幸せ運ぶコーヒータイム
医者が語るちょっといい話

2019年 5 月24日　第 1 刷発行

著　者　米山公啓《よねやまきみひろ》
発行所　株式会社　径《こみち》書房
〒160-0012　東京都新宿区南元町11-3
電　話　03-3350-5571
ＦＡＸ　03-3350-5572
印刷製本　中央精版印刷株式会社

ISBN978-4-7705-0226-1